L'ŒUVRE DE BÉCHAMP

(PIERRE-JACQUES-ANTOINE)

Principaux travaux du Dr H. GRASSET

ETUDE D'UN CHAMPIGNON PYOGÈNE PARASITE DE L'HOMME. (_Archiv. de Méd. exp. et d'anat path._, septembre 1893.)

ETUDE SUR LE MUGUET. (_Société d'Editions Scientifiques_, Paris, 1893. 3 fr.)

LES FIÈVRES GASTRO-INTESTINALES DE LA SECONDE ENFANCE. (_Gazette des Hôpitaux_, 1896.)

LA THÉORIE PARASITAIRE ET LA PHTISIE PULMONAIRE AU XVIIIe SIÈCLE. (_France Médicale_, 1899.)

LA PULMOTHÉRAPIE. (_France Médicale_, 1898.)

LE TRANSFORMISME MÉDICAL... L'EVOLUTION PHYSIOLOGIQUE. — THÉRAPEUTIQUE RATIONNELLE. (Paris, 1900. _Société d'Editions Scientifiques._ 1 vol. 552 p., 6 fr.)

LA MÉDECINE NATURISTE A TRAVERS LES SIÈCLES (Histoire de la Physiothérapie). (Paris, 1911. J. Rousset, gr. in-8° 468 p., 8 fr.) — Ouvrage de grand succès.

L'ŒUVRE DE BÉCHAMP. (_France Médicale_, 1910-1911.)

L'HISTOIRE DE LA CONTAGION ET DE LA PROPHYLAXIE TUBERCULEUSE. (_Arsenal de l'Hygiène_, n°s 1, 2, 3... 7, année 1911.)

PARACELSE ET L'HISTOIRE DE LA MÉDECINE. (_France Médicale_, 1911.)

<hr>

EN PRÉPARATION :

ETUDE HISTORIQUE ET CRITIQUE SUR LES GÉNÉRATIONS SPONTANÉES ET L'HÉTÉROGÉNIE.

L'Œuvre de Béchamp

(Pierre-Jacques-Antoine)

PAR

LE DR HECTOR GRASSET

Licencié-ès-Sciences Physiques

2e ÉDITION
REVUE ET AUGMENTÉE

PARIS

LIBRAIRIE MÉDICALE ET SCIENTIFIQUE

JULES ROUSSET

1, Rue Casimir Delavigne et 12, Rue Monsieur-le-Prince

—

1913

PRÉFACE

DE LA DEUXIÈME ÉDITION

L'Œuvre de Béchamp a été publiée en 1910-1911 dans la France Médicale, et cette première édition qui eût un faible tirage fut rapidement épuisée, car la publication eut un succès sur lequel je ne comptais pas. Il m'avait semblé nécessaire de rendre un hommage à la mémoire d'un grand savant méconnu, simplement pour affirmer son œuvre; j'ai réussi cette fois-ci à intéresser l'opinion publique, et de nombreuses lettres de France et de l'Etranger m'ont montré qu'il était utile de poursuivre ma tâche. De plus, l'ouvrage ayant été demandé en librairie où l'on ne pouvait plus le trouver, je suis forcé de procéder à une seconde édition.

Mais, dans un but nettement scientifique, j'ai cru qu'il était urgent de développer davantage certaines parties laissées dans l'ombre (le sang, le bacille tuberculeux, etc.) En effet, de tous côtés, actuellement, les doctrines sont en évolution; il y a du nouveau dans les manières d'envisager l'histologie physiologique, et beaucoup de nouvelles publications ne sont que du renouveau incomplet, qui fait fi des anciens travaux ou les ignore complètement. C'est alors que s'affirme, une fois de plus, la nécessité de l'histoire philosophique des sciences.

En outre, l'Œuvre de Béchamp est une introduction indispensable à l'Etude des générations spontanées, qui se trouve mise à nouveau sur le tapis, et dont notre génération ignore absolument les bases scientifiques des travaux. Cette Etude que je poursuis actuellement dans la France Médicale sera publiée en un volume à part.

Mars 1912.

L'Œuvre de Bechamp
(Pierre-Jacques-Antoine)

Il y a onze ans, j'avais fait une esquisse de l'œuvre de ce méconnu, pensant attirer l'attention sur un vieillard dont le colossal labeur était digne d'un meilleur sort. Ce fut en vain, l'ostracisme scientifique avait été tel que ma voix n'eut guère d'écho; ce revenant pouvait être dangereux pour les gloires trop auréolées. Aussi, quand Béchamp mourut isolé, le 15 avril 1908, ce fut un étranger qui signala le cas à la presse française. A. Béchamp, né le 16 octobre 1816, à Bassing, près de Dieuze (Meurthe), s'éteignit, de la congestion pulmonaire des vieillards, à l'âge de 91 ans, à Paris, dans l'indifférence générale; je n'appris moi-même le fait que longtemps après.

Je n'ai pas été son élève, je n'ai connu ses travaux que d'une façon indirecte, et j'ai été amené à les apprécier en recherchant la genèse de la science contemporaine; si j'ai été séduit par l'immense portée de ses recherches, j'ai été plus profondément étonné de voir l'incompréhension presque générale de ses idées parmi les savants actuels, quand il n'y avait pas mauvaise foi évidente, ou ignorance absolue. Si donc je prends sa défense, je ne puis être taxé de parti pris; d'ailleurs, beaucoup de ceux qui ont compris sa théorie, qui ont essayé de la mettre en

1

relief, n'étaient pas de son école? Ses élèves l'ont presque tous abandonné, car il n'était pas du côté de l'arrivisme, et ce sont des étrangers qui ont pris son parti. Je n'ai guère connu l'homme, ne l'ayant vu que trois ou quatre fois, après avoir fait son éloge; il m'en voulait un peu d'avoir considéré sa théorie comme une base du Transformisme, et de l'avoir fait dévier vers les idées évolutionnistes, car il fut un ennemi acharné et convaincu de l'évolution et du matérialisme. C'est surtout de son œuvre que je parlerai, heureux si, cette fois, je puis réveiller quelques-uns de ses anciens élèves ou disciples.

Parmi ceux qui se souviennent de son nom, combien y en a-t-il qui ont lu et examiné ses travaux? J'ai rencontré quelques rares partisans de ses idées, mais peu parmi eux se doutent de leur grandeur philosophique. J'ai voulu, bien des fois, en causer avec des maîtres qui le traitaient de fou ou niaient l'esprit scientifique de ses doctrines, et je suis convaincu que ceux qui ont bien voulu le lire, ou l'ont condamné sans l'approfondir, ou mieux l'ont traité de parti pris sans le comprendre; ceux qui l'auraient bien compris ont eu intérêt à faire les sourds pour mieux accaparer ses travaux et installer leurs théories personnelles dans une autre direction.

En France, A. Béchamp est peu connu, et, chose remarquable, son influence sur la science (de la fin du xıxᵉ siècle) a été énorme; personne ne s'en doute, c'est une preuve que je ferai. S'il avait été Allemand, mon panégyrique n'aurait pas eu raison d'être, sa gloire eût été répandue partout. Combien savent que c'est lui qui découvrit l'atoxyl (métarsénite d'acétanilide), qui fit, il y a quelques années, presque autant de bruit que le fameux 606 d'Erlich? Mon travail sur ce savant ignoré est bien à sa place dans une revue d'histoire, car ce sera le plus bel exemple de ce que peut l'étude du passé pour l'appréciation de la vérité scientifique. Nous allons voir, une fois de plus, que ceux qui passent pour les plus grands novateurs ont surtout la chance de tomber dans un milieu à point pour l'évolution d'une question donnée, et l'audace d'accaparer sans vergogne tout ce qui se fait autour d'eux dans la même direction ou à côté; ils ont de plus une cour de disciples arrivistes, plus ardents que le maître, plus féroces pillards dénués de justice, qui ont intérêt à croître à l'ombre du dieu qu'ils contribuent à élever et encenser. L'histoire ne nous dévoile-t-elle pas cette comédie à chaque soi-disant rénovation scientifique?

Il faut tout d'abord savoir que le XVIIIe siècle avait préparé le terrain pour les découvertes et les théories du XIXe siècle; j'étudierai plus tard, en des articles spéciaux, cette démonstration qui a besoin d'être étayée de nombreuses citations. Pour le moment je me contente d'affirmer que ce siècle philosophique a : 1° étudié expérimentalement la question des antiseptiques, et créé le mot; 2° édifié en partie la doctrine parasitaire; 3° envisagé la question des fermentations externes et internes; 4° entrevu les théories évolutionnistes. Le début du XIXe siècle a été un retour en arrière, en science, comme en politique; c'est pourquoi l'éclosion retardée semble être spontanée au milieu de l'ère contemporaine; cependant la chaîne est continue. Un grand mouvement scientifique, une révolution doctrinaire, ne sont jamais l'œuvre d'un homme, si génial soit-il; ils sont le résultat d'une époque et du concours progressif de travaux divers; les contemporains n'ont pas le temps de s'en rendre compte, ils l'ignorent, et font endosser la gloire à un seul acteur qui, sans ses émules et ses contradicteurs, aurait échoué piteusement; l'histoire ramène les faits à leur juste valeur, en ayant recours aux documents originaux.

La question que j'entreprends a d'autant plus besoin de remonter aux sources qu'elles sont actuellement complètement ignorées. Il y a six ou sept ans, dans la Chronique Médicale, il y eut une discussion au sujet de Béchamp; le principal contradicteur, qui n'avait jamais étudié l'œuvre du savant, prétendit ensuite n'y avoir rien compris, et finalement discuta sur les faits, sans vouloir aller aux preuves, sous prétexte qu'il n'avait pas le temps de remonter aux comptes rendus des Sociétés savantes; il disait se contenter des livres faits par les élèves de Pasteur qui, du moment qu'ils ne parlaient pas de Béchamp, étaient bien la preuve du peu de valeur de ses travaux. C'est là un mode de discussion malheureusement bien généralisé dans le corps médical; si je le consigne, c'est pour expliquer en partie la cause du silence sur mon héros. On parla bien de moi, en cette occurrence, puisque, dans le Transformisme médical (paru en 1900), j'avais mis en relief les travaux de Béchamp; on fut même étonné de ma non-intervention. A quoi eût-elle servi? Quand on ne veut pas prendre connaissance des documents, il est inutile de les apporter.

A part les livres de Béchamp, peu répandus et peu lus, en dehors des comptes rendus scientifiques des sociétés savantes et des éphémérides, où parle-t-on de Béchamp? Robin en a quelque peu parlé en certains articles du Dictionnaire Dechambre, qui semble bien rococo à notre génération, et bien vieux. Les livres de Pasteur (chose remarquable), qui parlent beaucoup de ses autres adversaires, semblent éviter la discussion avec lui; d'ailleurs qui les lit maintenant? Les ouvrages de ses disciples, d'une partialité extraordinaire, n'en parlent aucunement. Le Dictionnaire de chimie de Wurtz, aux articles fermentation et zymases, fait des confusions regrettables et inexactes. Strauss, dans son cours à la Faculté de Médecine, signala la théorie de Béchamp très sommairement, sans y insister. Macé, dans son Traité de bactériologie, s'exprime ainsi, dans un passage que je cite textuellement (3ᵉ édition, p. 9.), et qui me semble être un peu différent de celui de sa première édition que je n'ai plus sous les yeux :

« Il reste a citer pour mémoire, la théorie des Microzymas de Béchamp. C'est le nom que ce savant chimiste donne aux granulations amorphes de toutes sortes, protéiques, amylacées, grasses, qui se remarquent, en très grande abondance souvent, dans tout protoplasma, animal ou végétal (1). Pour lui, ces Microzymas (μικρός) petit, (ξύμη) levain, ferment) sont « la forme vivante, réduite à sa plus simple expression, ayant la vie en soi, sans laquelle la vie ne se manifeste nulle part ». « C'est l'unité vitale irréductible, physiologiquement indestructible, dont la cellule même est formée. » Après la mort de la cellule, ces organites (2) s'épandent au dehors et donnent naissance immédiatement, ou longtemps après, à des formes vitales plus élevées, à des Bactéries. Les Microzymas sont répandus partout, n'attendent pour évoluer que des conditions favorables, ce qui explique la rapide apparition d'êtres inférieurs dans les liquides nutritifs abandonnés à l'air. Ils présentent une résistance énorme aux agents de destruction; le temps lui-même, ce grand facteur du transformisme, n'a guère de prise sur eux, puisque l'auteur de la théorie en a trouvé abondamment dans le sein des dépôts de craie et au milieu de roches calcaires, enfermés là dès l'époque secondaire et attendant depuis des milliers de siècles les conditions nécessaires pour donner des Bactéries. Cette découverte des Microzymas géologiques fait juger de suite la théorie. »

J'ai tenu a faire la citation complète, afin de montrer comment un bactériologue fausse une définition pour la rendre ridicule, ensuite pour faire savourer

---

(1) Cette détermination est d'ailleurs absolument fausse. Béchamp a toujours bien distingué les granulations cellulaires vivantes des granulations inertes et des amas physiologiques divers. C'est en interprétant ainsi les idées d'une autre façon que Cornil prétendit un jour avoir réfuté Béchamp, à l'Académie de Médecine.

(2) Encore un mot que Béchamp répudiait.

la conclusion finale ironique au sujet des microzymas géologiques. Macé trouve que la simple conception est une réfutation ; pourquoi, plus loin,
louera-t-il Van Tieghem d'avoir découvert (après
Béchamp) les microbes géologiques, le ferment butyrique (bacillus amylobacter) à l'époque de la houille.
Voilà où conduit le parti pris, ce qui est merveilleux
de la part d'un de vos partisans, est ridicule et suffit
à juger la théorie de votre adversaire.

Après le bactériologue, prenons le biologiste. Yves
Delage, dans son grand ouvrage que j'apprécie à
beaucoup de points de vue (l'Hérédité et les grands
problèmes de la biologie générale), s'est occupé de
la théorie des Microzymas. Je pense qu'il ne l'a pas
comprise du tout, d'après sa première édition; dans
la seconde, bien qu'un peu mitigé dans ses conclusions, il ne me semble pas avoir bien saisi la conception de Béchamp. Aussi, aurai-je l'occasion de réfuter ses objections, ainsi que celles d'autres auteurs,
au cours de ce travail.

Pour connaître l'œuvre de Béchamp, il faut donc
s'adresser à ses travaux, et ils sont tres nombreux,
mais on peut se borner à trois d'entre eux : 1° les
Microzymas dans leurs rapports avec l'hétérogénie,
l'histogénie, la physiologie et la pathologie (Paris,
in-8°, 1883, chez J. Baillière); 2° Microzymas et microbes (Paris, 1893, in-8°, chez E. Dentu); 3° le Sang
et son troisième élément anatomique (Paris, 1899,
chez Chamalet). C'est surtout le premier qui est répandu, et c'est malheureux, car les autres me semblent bien supérieurs. Je dois avouer que, si je n'a-
vais pas connu les idées de Béchamp par les comptes
rendus scientifiques étudiés progressivement, le livre de 1883 m'eût semblé indigeste et ne m'eût pas
donné une conception aisée de la théorie; mais lorsqu'on a saisi la grande idée, à chaque pas on trouve
des trésors dans ces trois volumes. Ce sera donc la
méthode historique et chronologique, qui me per-
mettra de vous faire comprendre et apprécier l'œu-

vre de ce grand homme, et vous poussera peut-être
à faire connaissance avec elle.

Béchamp, dès le début, se montra tenace, travail-
leur énergique; pharmacien à Strasbourg, il étudie
pour obtenir ses grades universitaires, qui lui per-
mettront d'entrer dans le corps médical. Tout d'a-
bord, à l'âge de 34 ans, il concourt pour l'agrégation
à l'école de pharmacie de Strasbourg (1851); sa thèse
a pour sujet :   « De l'air atmosphérique considéré
sous le point de vue de la physique, de la chimie et
de la toxicologie. » Elle est banale, mais claire et
mettant au point tout ce que l'on sait à l'époque sur
le sujet; elle ne nous intéresse que par le revers de
la page de couverture où nous trouvons le nom de
Pasteur inscrit parmi les juges suppléants. Béchamp
indique pour ses titres : Maître en pharmacie, bache-
lier ès-sciences mathématiques, ancien préparateur
de chimie à la Faculté des sciences de Strasbourg.
Pasteur fut professeur titulaire à Strasbourg jusqu'en
1854, pour aller ensuite à Lille; dans l'intervalle, à la
recherche de son fameux acide racémique, en mis-
sion, il fut suppléé par Béchamp, plus âgé que lui,
mais qui, n'ayant pas eu les facilités de l'Ecole
Normale, se faisait seul. Les thèses de Béchamp, pour
le doctorat ès-sciences, furent chimiques : Recherches sur la pyroxyline (coton-poudre), et De l'action
chimique de la lumière; elles datent de 1853. Ne les
ayant pas eues en mains, je n'en puis rien dire;
mais il me semble probable que Pasteur fut un des
juges; d'ailleurs, dans la première partie de sa carrière, Béchamp professa pour Pasteur le respect dû
à un savant original et incontesté en chimie.

Continuant son rude labeur, Béchamp s'occupe
d'une question peu connue alors, et bien ardue, les
alcalis artificiels organiques, et trouve un nouveau
procédé de formation (De l'action des protosels de
fer sur la nitronaphtaline et la nitrobenzine, 1855);
toujours dans la chimie organique, la plus obscure
à l'époque, il s'occupe des produits de la transfor-

mation de la fécule et du ligneux sous l'influence des alcalis, du chlorure de zinc et des acides (1856). Cette étude l'acheminait vers celle des fermentations, car on ne faisait, à l'époque, aucune différence entre les actions chimiques de fermentation et les transformations produites par les corps minéraux.

On peut dire que sa première œuvre se trouve dans sa thèse pour le doctorat en médecine (Essai sur les substances albuminoïdes et sur leur transformation en urée. Strasbourg, 1856). A cette époque, beaucoup de chimistes reléguaient les matières albuminoïdes dans les corps à sérier, complexes, mal définis comme les résidus bitumeux; si quelques chimistes comme Thénard, et, après lui, Dumas, y voyaient des principes immédiats spécifiques, les Allemands, avec Gehrardt, entraînèrent l'opinion publique vers l'identité substantielle de ces substances. Paul Schutzemberger, en France, suivit les idées allemandes. Duclaux, Dastre, proclamèrent l'inanité des spécifications chimiques en matière organique, c'était un arrêt scientifique. Eh bien! Béchamp combattit dès 1856 la thèse allemande soutenue ainsi par Liébig :

Lorsque deux matières albuminoïdes ne sont pas identiques, comme le blanc d'œuf et la chair musculaire, c'est qu'elles sont des modifications allotropiques d'un seul et même corps, c'est-à-dire qu'il n'existe qu'une matière animale azotée unique qui se manifeste à nous sous diverses formes. Avec Dumas, Béchamp venait de soutenir que la cellulose, la fécule, la dextrine, l'amidon, qui ont même analyse chimique, sont des états isomériques et des espèces distinctes; il continua donc à soutenir la différence fondamentale des matières albuminoïdes types. Aujourd'hui personne n'oserait soutenir le contraire, pas plus qu'on ne pense au promoteur de la vérité. Bien mieux, dans ce chaos de constitution de molécule chimique, Béchamp apporte la lumière ; on pensait que le principe unique, combiné ou non avec

des acides, des alcalis, des sels neutres, déterminait
l'albumine, la caséine, la fibrine (idée continuée
par Duclaux); notre savant dit : « Pour prouver que
les albuminoïdes représentent autant de substances
identiques ou différentes, il faudrait prouver que,
dans les mêmes circonstances, la fibrine, l'albumine,
la caséine et leurs variétés possèdent le même pouvoir rotatoire avec un ensemble de propriétés com-
munes; ou que leurs pouvoirs rotatoires sont différents, ce qui coïnciderait avec les propriétés diverses
qu'on lui connaît déjà... Considérés au point de
vue anatomique, les principes albuminoïdes sont
différents nécessairement : l'albumine du sérum n'est
pas celle du blanc d'œuf, la fibrine du sang n'est
pas la fibrine musculaire. » Béchamp va plus loin,
il démontre que ces molécules complexes sont les
combinaisons de molécules un peu moins complexes
des séries grasse et aromatique, qu'il y a des dérivés
amidés et sulfurés, et que l'urée ne fait jamais défaut
(les uréides de Grimaux n'étaient pas connues). Il
prétend que l'oxydation des matières organiques par
le permanganate de potasse donne de l'urée. En
Allemagne, *Stœdeler* prétend le contraire; un savant
français, *Ritter* (*Bulletin de la Société chimique de
Paris, t.* XVI), confirme Béchamp, mais un Allemand
moins habile, *O. Loew,* ne réussissant pas dans
l'expérience, prétend que Béchamp a isolé de la
guanidine, ce qui était un singulier expédient pour
un chimiste; le Dictionnaire de chimie de *Wurtz,* et
Schutzemberger, qui fit tant pour la structure moléculaire des albuminoïdes, continuent à soutenir la
thèse allemande. Béchamp eut beau affirmer (en
1859, en 1870, en 1873, etc.) ses résultats, le pli était
donné. Il avait donc raison de dire (en 1873) :
« Dans certains articles de dictionnaire, la science
apparaît tellement allemande qu'on dirait son histoire écrite par quelque savant de race teutonique
et ennemi de ce qui constitue les vraies gloires fran-
çaises. Il y a longtemps que je le dis : ce sont des

savants français qui ont le plus contribué à glorifier
la Prusse et à préparer ses victoires. En France, on
a pris le parti de déprimer tout ce qui est français
en exaltant tout ce qui est germanique. En revanche,
toutes les rêveries, comme tous les travaux des
Allemands, même les plus infimes, sont consignés
avec le plus grand soin et une minutieuse complai-
sance. Ce qui paraît le plus clairement démontré,
quand c'est un chimiste français, est soigneusement
obscurci; et ce qui paraît le plus obscur, quand c'est
un chimiste allemand, est vivement mis en lumière »
(*Montpellier Médical*). Béchamp attendit jusqu'en
1900 (Congrès international de Chimie), c'est-à-dire
44 ans, la confirmation éclatante de ses dires, et ce
furent encore des étrangers qui apprirent à la France
qu'elle avait possédé (on le croyait probablement
mort) un grand chimiste et physiologiste de plus.
Ce travail à lui seul devait le mettre en vedette; il fut
le point de départ de toute une nouvelle industrie
chimique. Béchamp, qui avait étudié les bases organiques, s'occupe de la fuchsine découverte par Ver-
guin (Lyon, 1858); en 1859, il montre que c'est une
base dérivée de l'aniline, et trouve un nouveau procédé de préparation par l'action de
l'acide arsénique sur elle ; cette méthode devient industrielle (*Annal. de physique et chimie*, t. LIX, p. 376, et *Comptes rendus Acad. des
Sciences*, t. LI, p. 358); c'était de plus la voie ouverte
à la fabrication de nombreuses couleurs de rosani-
line. Il fut un temps où ces travaux auraient suffi
à illustrer à jamais un savant. Mais toute médaille
a son revers, la fuchsine (qui contient de l'arsenic
résiduel) sert à falsifier les vins, et c'est lui qui, en
1872, le dévoile dans une expertise, à Montpellier;
il donne un procédé pour déceler l'emploi de ces
caramels colorants.

Je ne citerai que pour mémoire ses nombreux
écrits sur la toxicologie du cuivre, de l'arsenic, de
l'antimoine, sur l'action des médicaments chimi-

ques, sur les nombreuses analyses chimiques des eaux minérales thermales du midi de la France, etc. Ce sont des intermèdes dans ses travaux de chimie physiologique, qui devaient l'accaparer désormais.

C'est la fermentation qui attire tout d'abord les efforts de Béchamp; nous avons vu qu'il s'était occupé des transformations produites par les divers corps chimiques sur les composés organiques allotropiques : aussi lorsqu'en 1854 Maumené (encore une espèce de savant méconnu, comme Béchamp, Trécul et bien d'autres) prétendit que du sucre de canne abandonné à l'air s'intervertit spontanément en solution aqueuse, c'est-à-dire se change en sucre de raisin (mélange de glucose et lévulose), Béchamp voulut s'assurer du fait, car il n'admettait pas les transformations spontanées de la matière. En 1855 (19 février), il confirme les dires de Maumené (Acad. des Sc.), et il remarque qu'il y a des moisissures. Voulant se rendre compte de l'influence de ces moisissures, il institue, de 1854 à 1857, de belles séries d'expériences. Se souvenant que Huber (de Genève) et Chevreul avaient montré que les seules vapeurs d'essence de térébenthine suffisaient à empêcher la germination des haricots et autres graines, il pensa que la créosote pourrait en faire autant pour les moisissures, car il avait remarqué que le phénomène chimique était en proportion directe avec le développement des végétations. De plus, il additionne diverses solutions aqueuses sucrées d'autres sels neutres, et il trouve qu'il y a certaines substances qui entravent l'apparition des champignons, d'autres qui la favorisent. C'est de là que devaient découler et ses idées sur la fermentation, ses opinions contre la génération spontanée, et la méthode d'antisepsie par la créosote. Sur ces entrefaites, il est nommé professeur de chimie médicale et de toxicologie à la Faculté de médecine de Montpellier; il fait l'ouverture de son cours par un Essai sur les progrès de la chimie organique depuis Lavoisier.

Pour nous rendre compte de l'importance de son travail sur les fermentations d'eau sucrée, il nous faut établir rapidement l'état de la science à cet égard, en 1857. Ceux qui voudront prendre une étude plus complète de cette question, ainsi que de l'œuvre de Béchamp et de son adaptation à la science actuelle, n'auront qu'à se reporter à mon livre : *le Transformisme Médical* (Paris, 1900, Soc. d'Editions scientifiques); il y a près de deux cents pages consacrées à ce sujet.

Un historien qui veut faire apprécier l'œuvre d'un auteur doit, avant tout, bien établir l'état de la science à son époque; c'est ce que je vais faire. Depuis la fin du XVIII° siècle, la fermentation est regardée, par certains auteurs, comme corrélative d'un développement d'un organisme végétal ou animal; ainsi pensent : Fabroni (1785), Astier (1813), Thénard (1803), Chaptal (1807), Persoon (1822), Desmazières (1825), Cagniard-Latour (1837), confirmé par Schwann et Kutzing, Quevenne et Mitscherlich. Turpin (1838) va plus loin et affirme : « Fermentation comme effet, et végétation comme cause, sont deux choses inséparables dans l'acte de la décomposition du sucre. » C'est pourquoi le célèbre chimiste *Dumas* avait pu, en 1843, donner la première théorie exacte de la fermentation et la comparer à un acte vital; « les fermentations sont toujours des phénomènes de même ordre que ceux qui caractérisent l'accomplissement régulier des actes de la vie animale... Le ferment nous apparaît comme un être organisé, le rôle que joue le ferment, tous les animaux le jouent; on le retrouve même dans toutes les parties des plantes qui ne sont pas vertes. Tous ces êtres ou tous ces organes consomment des matières organiques, les dédoublent et les ramènent vers les formes les plus simples de la Chimie minérale. »

N'oublions pas surtout le rôle influent de Dumas, en France, vers 1857; il contribua pour beaucoup à pousser Pasteur et Béchamp. Ce dernier surtout s'inspira de ses idées, et vers 1864 il avait démontré, confirmé et étendu les vues de Dumas sur la fermentation, alors que nous verrons Pasteur, jusque vers la fin de sa carrière, ne pouvoir saisir le caractère intime et physiologique de cet acte. *Frémy* en 1839 avait vu que les tissus animaux peuvent développer la fermentation et, en 1841, avec Boutron, il dit que chaque espèce de fermentation est due à un ferment spécial. Bouchardat, en 1844, lui aussi, fait des fermentations avec des cellules de la masse cérébrale, et remarque qu'il n'y a pas de fermentation alcoolique sans globules de levure de bière, que les antiseptiques arrêtent les fermentations. Ludersdoff confirme les faits. Schwann, confirmé par Ure et Helmholtz, puis par Schultze, Schrœder et Dusch (1854), conclut, de séries d'expériences (que Pasteur ne fit qu'imiter plus tard), que, sans les germes de l'air, il n'y a pas de fermentation. Mais en somme nous voyons que c'est surtout une école française qui soutient que la fermentation est un phénomène vital.

Au contraire, une école étrangère, guidée sur les idées de Berzélius, Gerhardt et Liebig, basée sur les découvertes des ferments solubles (qui deviennent mieux connus que les ferments organisés), prend de plus en plus d'extension. Pour elle la fermentation est un phénomène purement chimique, d'action de contact analogue à l'action catalytique de la mousse de platine. Voilà l'état des esprits qui prédomine en 1857, et que Berthelot affirme à l'Académie des sciences : « On est conduit à penser que l'action des matières azotées et celle de la levure de bière elle-même dépendent, non de leur structure organisée, mais de leur nature chimique, de même que l'action de l'émulsion sur l'amygdaline, de la diastase sur l'amidon, du suc pancréatique sur les corps gras neutres... » Il est à noter que les deux écoles sont en partie dans le vrai, mais, exclusives, elles n'envisagent chacune qu'un côté de la question. En 1857, *Pasteur*, en étudiant la fermentation lactique, décrit le ferment entrevu par d'autres et surtout Frémy, mais il ajoute, ce qui montre le vague des idées : « Ces globules prennent naissance spontanément au sein du liquide albuminoïde, fourni par la partie soluble de la levure. » Malgré les travaux de Schwann, Schrœder et Dusch, il admet la génération spontanée. Dans son mémoire du 21 décembre 1857 (C. Rend. Acad. d. Sc.) sur la fermentation alcoolique, il établit vaguement que : « le dédoublement du sucre en alcool et en acide carbonique est un acte corrélatif d'un phénomène vital, d'une organisation de globules, organisation à laquelle le sucre prend une part directe, en fournissant une portion des éléments de la substance de ces globules », mais ce qui montre l'idée peu nette qu'il a du phénomène, il ajoute cette phrase absolument incompréhensible : « Ce ne sont point les globules qui jouent le rôle principal, mais bien la mise en globule de leur partie soluble. » Cagniard-Latour, Dumas et autres, avaient mieux posé le problème.

Béchamp, comme nous l'avons vu, de 1855 à 1857, travaille la question d'interversion du sucre sous l'influence des moisissures; il n'a donc pu recevoir l'influence des travaux de Pasteur. A la fin de 1857, il envoie son long mémoire à Dumas, lequel ne paraît aux Comptes rendus de l'Académie des Sciences que le 4 janvier 1858 (15 jours après celui de Pasteur) et n'est publié en totalité que dans les *Annales de chimie et physique*, t. XIV) : De l'influence que l'eau pure ou chargée de divers sels exerce à froid sur le sucre de canne. Voici les conclusions qui sont nettes : 1° les moisissures ne se développent pas à l'abri de l'air, et dans ce cas la dissolution (sucrée) conserve intact son pouvoir rotatoire; 2° la liqueur des flacons qui ont été ouverts qui ont eu le contact de l'air, a varié avec le développement des moisissures; 3° la créosote, sous le contact ou sous l'influence prolongée du contact de l'air, empêche à la fois la formation des moisissures et la transformation du sucre de canne; 4° les moisissures agissent à la manière des ferments; 5° il paraît évident que des germes apportés par l'air ont trouvé dans la solution sucrée un milieu favorable à leur développement, et il faut admettre que le ferment est produit ici par la génération de végétaux mycétoïdes. — Brown-Séquard ne se trompa pas sur l'importance des résultats (*Journal de Physiologie*, t. I, p. 428) et mit en relief l'influence de la panspermie, et celle de l'entrave par la créosote. Mais il y a deux autres données qui ressortent de ce travail, c'est que les moisissures produisent, outre la matière albuminoïde, une substance analogue à la diastase qui saccharifie le sucre de canne, et que la matière albuminoïde est formée de toutes pièces, sans matière organique préalable dans la solution. Pour ce dernier point, Pasteur n'a pas la priorité; car ce n'est qu'en février 1859 qu'il constate un fait analogue avec la levure lactique (C. R. février), alors qu'en août 1858 il constatait qu'il faut absolument de la matière azotée et de la matière minérale pour une fermentation (*C. R. Acad. des Sc.*, t. XLVII, p. 1101).

Pasteur à cette époque avait déjà une énorme réputation, due à ses admirables travaux sur la cristallisation et la symétrie moléculaire. Ses découvertes sucessives sur la nature spécifique des ferments, lactique, alcoolique, tartrique, butyrique, entraînent les idées pour la corrélation entre vie organisée et ferment, mais la nature intime des processus est toujours vague, aussi bien pour lui que pour l'école en dehors de celle de Dumas.

Berthelot soutenait toujours (*Mém. de la Soc. de biologie*, 1858) que la fermentation peut se produire sans apparition de levure, avec un simple dépôt de *granulations moléculaires amorphes.* En 1860, il isole (1) le ferment soluble produit par la levure de bière, confirmant les idées de Béchamp sans en parler. Pasteur n'est pas de cet avis; en 1860, il dit encore : « Je ne pense pas qu'il y ait dans les globules de levure aucun pouvoir particulier de transformation du sucre de canne en sucre de raisin. » (*Annal. de phys. et chim.*, 3ᵉ série, t. LVIII, p. 357); et en 1864, dans son mémoire sur la fermentation acétique (*Annal. de l'Ecole norm. sup.*), il dit : « La fermentation acétique s'accomplit sous l'influence d'un être organisé agissant à la manière du noir de platine. » En 1865 Duclaux est dans les mêmes idées, et en 1872 encore, Pasteur n'a pas compris la fermentation à la façon de Dumas. « Ce qui sépare les phénomènes chimiques des fermentations d'une foule d'autres, et particulièrement des actes de la vie commune (c'est-à-dire de la nutrition des animaux), c'est le fait de la décomposition d'un poids de matière fermentescible bien supérieur au poids du ferment en action. » Jusqu'en 1876, Pasteur et son ecole nièrent, contre Béchamp, Berthelot, Schutzemberger, et d'autres, la formation des ferments solubles par les ferments organisés; ils ne se rendirent définitivement que beaucoup plus tard, avec la découverte de l'alcoolase de Buchner. Si l'on veut voir combien Pasteur avait peu convaincu les chimistes sur l'acte intime de la fermentation, il faut lire le dictionnaire de Wurtz et le livre de Schutzemberger sur les fermentations (1876).

Revenons un peu en arrière. Dès son arrivée à la Faculté de Montpellier, Béchamp inaugure un enseignement qui n'existait nulle part; au lieu de faire de la chimie pure, comme on faisait à l'époque dans toutes les Facultés de médecine (1857), il fait de la

---

(1) C'est Mitscherlich qui, en 1840, lavant de la levure de bière par l'eau, et la laissant égoutter, montra que l'eau essorée obtenait alors une propriété d'intervertir le sucre de canne.

chimie organique, ou, plus proprement, il enseigne la chimie physiologique, encore en enfance; grâce à ses idées sur la fermentation, il entrevoit nettement la route à suivre à cet égard.

Placé dans un milieu vignoble, ayant toujours en vue cette notion que la science doit être utile à l'Industrie, tandis que Pasteur (à Lille) s'occupe de la bière, Béchamp s'occupe du vin ; dès 1862 ils sont tous deux dignes disciples de Dumas, qui lançait les recherches chimiques dans les milieux industriels. L'académie des sciences voit le début de ces travaux. En 1859, 1860 et années suivantes, avaient eu lieu les grandes discussions sur les générations spontanées qui duraient encore, et sur lesquelles nous reviendrons un peu, sans y insister, car je me réserve d'en faire une étude historique particulière. Pasteur et Béchamp, à cette époque, de par leurs travaux parallèles, sont anti-hétérogénistes; ils admettent que les germes des organismes proviennent tous de l'air, la panspermie règne en maîtresse, comme cause primordiale des fermentations. Les chimistes essaient de découvrir la formule chimique de la fermentation et de mettre en évidence les divers produits résultants; Pasteur en découvrit un certain nombre, Béchamp aussi : dès 1861, Chevreul confirme à l'Académie des Sciences sa découverte de l'acide caproïque dans les produits de la fermentation des fruits du gingko biloba (faite en 1859, et confirmée par Ch. Martins de Montpellier); les acides gras et l'acide acétique sont spécialement étudiés par notre savant (*Compt. Rend. Acad. des Sc.*, 1862-1863) dans la fermentation vineuse. Ici, première lutte avec Pasteur; celui-ci ne veut pas admettre la présence de l'acide acétique comme produit constant de la fermentation alcoolique; les comptes rendus en font foi; aussi sera-t-il étonnant, plus tard, de voir attribuer cette découverte à Duclaux.

En 1863, Béchamp publie ses leçons sur la fermentation vineuse et la fabrication du vin (Montpellier).

Nous devons nous étendre sur cet ouvrage pour montrer la clairvoyance de Béchamp, dès cette époque, en une question encore si obscure. Il fait d'ailleurs, comme toujours, un historique succinct, net, probe, parlant de Chaptal, de Cagniard-Latour, Pasteur, etc.; mais c'est surtout des idées de Dumas qu'il est inspiré. Dès la première page, il affirme : « Le vin est le résultat de l'acte physiologique de la vie du ferment dans le milieu fermentescible qui est le moût. Le ferment est un être organisé qui vit, se reproduit et meurt, et dont le germe existe dans l'air. » Plus loin : « Un chercheur sincère doit dire les idées de ceux qui l'ont précédé dans la carrière, parce que ceux-ci, grands ou petits, ont dû faire effort, c'est là leur mérite, pour apporter la part de vérité dans le monde »; c'est un principe dont il ne s'est pas écarté, et qui lui a fait réclamer âprement sa propriété, ce qui fut considéré comme un crime de lèse-majesté. Il y prouve (p. VIII) que l'existence des ferments solubles ne peut rien contre la théorie des ferments organisés, car : « Il est probable, on peut même, par analogie, dire qu'il est certain que dans ceux-ci il y a quelque substance qui est l'agent prochain de la transformation, absolument comme dans le canal digestif des animaux supérieurs, il y a des sucs qui sont les agents de la digestion. » Personne, à cette époque, n'eut cette largeur de vue, et l'on fut encore longtemps avant d'en arriver à cette conception; Pasteur n'en avait pas le moindre soupçon, car il n'était aucunement physiologiste. Je cite un paragraphe que feraient bien de méditer les biologistes : « Il est, enfin, une question que j'ai agitée : celle de savoir si un germe unique peut produire toutes les manifestations que nous observons, ou si, à chaque ferment, correspond un germe spécial. La théorie des générations alternantes me paraît en voie de résoudre la question par l'hypothèse d'un nombre limité de germes. Il se pourrait donc que la levure, qui se reproduit par bourgeonnement, ne fût qu'un individu dépourvu de sexe et provenant d'une forme antérieure sexuée. » Le problème est sûr, mais encore à résoudre dans son essence.

Dans un renvoi (p. 6), Béchamp, avec une merveilleuse intelligence, nous indique que, dans son cours à la Faculté, il divise les ferments en trois groupes : les ferments de transformation isomérique, les ferments de surcomposition, les ferments de décomposition ou de dédoublement. Pourrait-on mieux dire, à notre époque, à quelques détails et faits nouveaux près? De son temps personne n'avait saisi les phénomènes d'une manière aussi lucide.

Dans ces leçons de 1863, où les phénomènes de fermentation sont si bien indiqués tout au long, nous ne retiendrons que ce qui a rapport aux vins tournés, phénomènes que Pasteur devait, plus tard, après Béchamp et le commun, qualifier de maladies du vin. béchamp nous dit :

« Il y a deux ans, j'ai étudié les vins tournés de ce pays. Ces transformations ont toujours pour principe un ferment. On remarque que le premier phénomène se manifeste par la destruction du sucre, qui se change en acide lactique; la glycérine disparaît ensuite et se retrouve en partie à l'état d'acide propionique; la quantité d'acide acétique augmente considérablement, à ce point, qu'un vin normal qui fournit 100 gr. d'acétate de soude par hectolitre en fournit 200 et 300 lorsqu'il est tourné; l'alcool diminue en s'acétifiant, et, pendant que tous ces changements s'accomplissent, le tartre des tonneaux prend part à la transformation et disparaît... La cause de ces maladies des vins, je l'ai plusieurs fois signalée, ce sont des ferments apportés par l'air, qui vivent aux dépens du sucre et des matières albuminoïdes non transformées que le vin contenait encore et qui finissent, une fois nés, par porter leur action sur d'autres matériaux... Les vins tournés se changent difficilement en vinaigre, et le vinaigre qu'ils fournissent est de mauvaise qualité. »

« Le vin se bonifie sur les lies, c'est-à-dire que les transformations s'achèvent complètement; mais c'est à une condition, c'est que l'air n'y pénétrera pas et qu'il ne sera pas exposé à une température trop élevée. Si l'on pouvait alors le refroidir à 14° on ferait bien. C'est en effet pendant une seconde phase, lorsqu'il y a encore du sucre et un peu de matière albuminoïde, que, si la température est suffisamment élevée, le vin est le milieu le plus apte pour le développement des ferments qui le font tourner, car ils trouvent dans les lies un aliment fort précieux pour eux. Aussi la pratique a-t-elle depuis longtemps proposé de fréquents soutirages; dans quel but, si ce n'est pour éloigner ce foyer de destruction. »

Nous voyons donc que Pasteur n'avait pas la priorité lorsqu'il disait à l'Académie des Sciences, en janvier 1864 : « Les maladies des vins ne proviendraient-elles pas de ferments organisés, de petits végétaux microscopiques dont les germes se développeraient lorsque certaines circonstances de température, de variations atmosphériques, d'exposition à l'air permettraient leur évolution ou leur introduction dans les vins? » Seulement, alors comme aujourd'hui, il semblait que la vérité et le mérite ne pouvaient être qu'à Paris; cependant Béchamp avait analysé chimiquement le phénomène.

Bien mieux, en 1864 (Acad. des Sc.), Béchamp démontre que le ferment qui fait fermenter le moût est une moisissure qui vient de l'extérieur du grain de raisin; que l'air, par son oxygène ou par ses germes, n'était pour rien dans la production du ferment de la fermentation du jus de raisin. Or, en 1872, et plus tard en 1876, dans ses études sur la bière, Pasteur s'empare de cette idée comme étant la sienne propre. Cependant, la même année, Schutzemberger disait : « M. Béchamp avait déjà prouvé, par des expériences antérieures, que les grappes du raisin portent à leur surface tout ce qui est nécessaire pour faire fermenter l'eau sucrée, même à l'abri de l'air. »

Ainsi nous voyons que Pasteur doit beaucoup à ses contemporains en cette question, et que ceux-ci ont été méconnus. Qu'a-t-il fait de plus qu'eux? De profiter des travaux antérieurs; l'idée du chauffage des vins n'appartient-elle pas tout entière à Appert? D'autres expérimentateurs, Maumené et le comte de Vergnette-Lamotte, avaient étudié aussi cette question. D'ailleurs, la pasteurisation, le chauffage des vins sont actuellement de peu d'emploi, surtout pour les vins fins, car c'est la destruction du bouquet au sujet duquel Béchamp disait, en 1863, qu'il était si instable que : « maintenez seulement pendant quelques instants le meilleur vin à 100 degrés, et son bouquet, si délicat et si intense qu'il soit, se dissipe et fait place à cette odeur peu agréable que l'on connaît sous le nom de vin répandu. »

Ce qui fixe bien les idées de Béchamp sur la fermentation, c'est une note lue à l'Académie des Sciences, le 4 avril 1864; il y est dit : « Le tableau complet de la fermentation alcoolique m'apparaît de la façon suivante : quand il s'agit de l'action de la levure sur le sucre de canne. Cet être transforme d'abord, en dehors de lui-même, le sucre de canne en glucose, par le moyen d'un produit qu'il contient tout formé dans son organisme et que je nomme *zymase* (de ξύμη, ferment) : *c'est la digestion;* il absorbe ensuite ce glucose et s'en nourrit; il assimile, se multiplie, s'accroît et désassimile. Il assimile, c'est-à-dire qu'une portion de la matière fermentescible modifiée fait momentanément et définitivement partie de son être et sert à son accroissement et à sa vie. Il désassimile, c'est-à-dire qu'il rejette au dehors les parties usées de ses tissus, sous la forme de composés nombreux qui sont les produits de la fermentation que l'on est convenu de nommer alcoolique. On se demande si ces composés viennent du sucre ou de la levure. Ils doivent, d'après la théorie, venir tous de la levure. Ils doivent venir d'elle, de même que l'urée et les autres produits que nous expulsons viennent toujours de nous, c'est-à-dire des matériaux qui ont d'abord composé notre organisme, quel qu'ait été le genre d'alimentation précédent ou l'état d'inanition actuel. De même que le sucre que M. Cl. Bernard voit se former dans le foie vient du foie, et non directement des aliments, de même l'alcool vient de la levure. »

La même année 1864, dans des notes diverses, il montre qu'il y a, dans les microzoaires et les microphytes, des *zymases*, qu'il extrait comme Payen et Persoz extraient la diastase de l'orge germée; ces zymases ont un rôle chimique variable, mais en général transforment rapidement le sucre de canne en glucose. « Dans le règne végétal, les appareils qui servent plus ou moins directement à la reproduction de l'espèce, la fleur et le fruit, les bourgeons et la graine, contiennent ou engendrent, à un moment donné de leur existence, des agents transformateurs, en général des ferments à l'aide desquels se produisent des transformations ou des modifications chimiques déterminées de la matière. » Il met en évidence l'anthozymase dans les fleurs, la môrozymase dans les fruits du mûrier blanc, etc. Aussi, en 1865, pouvait-il dire : « Je me sers du mot zymase, employé comme nom de genre, pour désigner tous les ferments solubles. Il y a donc plusieurs zymases végétales. Ces composés sont des matières albuminoïdes dans un état particulier, solubles et par suite non organisées. » Il indique que, chez les animaux, les glandes et les muqueuses en sécrètent aussi. « Il y a donc plusieurs zymases animales, comme il en existe plusieurs d'origine végétale. Le but fonctionnel des unes et des autres est de transformer isomériquement ou chimiquement les matières qui doivent servir à la nutrition. » Il montre alors que le rein produit une zymase aussi; de même le pus en contient. Cette néphro-zymase, qu'il étudie longuement en rapport avec le sexe, l'âge, le régime des individus en expérience, les états pathologiques les plus divers (elle manque dans certains cas, et semble être en rapport inverse avec l'état morbide), a eu un sort bizarre. Elle a été niée, vilipendée; on ne pourrait cependant que conseiller aux physiologistes de ramener l'attention sur elle et de revoir les travaux de Béchamp; il y a là tout un champ de découvertes pour la physiopathologie. Vous ne trouverez pas la néphro-zymase signalée dans les traités de physiologie; un des plus récents, celui de Morat et Doyon, qui cite trois ferments solubles dans l'urine, mentionne juste l'amylase come découverte par Béchamp; on connaît mieux les travaux allemands, qui ne valent pas les siens et ceux de ses élèves.

Estor, professeur à Montpellier, dès 1865, voit la révolution que ces idées apportent dans la compréhension des phénomènes vitaux; il les met en relief dans une petite brochure sur la fermentation, et toute une école se forme autour du savant. Insistons sur ce fait, que ce n'est qu'en 1876 que Pasteur et son école ont compris le rôle des ferments solubles et leur importance. Alors se passe un fait inouï; le mot si propre de zymase, qui commençait à être employé génériquement, est remplacé par celui de diastase (qui était spécifique du produit de l'orge germé), afin de n'avoir pas à mettre en relief les idées de Béchamp, qui commençait à être un gêneur; bien plus, Kuhne ayant donné (1878) aux ferments solubles le nom d'enzymes, ce terme fut plutôt employé. Enfin dernièrement, autre non-sens, Duclaux donna le nom de zymase, à l'acoolase découverte par Buchner; la justice exige qu'on ne considère le mot zymase que comme générique, ne fût-ce que pour rendre hommage à celui qui a le premier entrevu et démontré l'important rôle général de ces produits; il en résulterait d'ailleurs moins de cacophonie.

Cette école de Béchamp va poser aussi les bases de l'antisepsie. Cette méthode, dois-je le répéter, est arrivée à son heure, préparée depuis le xviiie siècle par des expériences; dès la connaissance des hypochlorites désinfectants, la liqueur de Labarraque 1827), l'eau de Javelle, sont couramment employées dans le traitement des plaies, des ulcères, de la gangrène; les sulfureux, les solutions de sublimé, de même. Le camphre n'avait pas attendu les théories (trop vantées) de Raspail pour être d'usage courant. Dès 1834, la créosote (l'acide phénique était alors confondu avec elle) et les eaux créosotées sont fréquemment employées dans le traitement des brûlures, caries, ulcères, gangrène, etc. Lemaire, en 1860, ne faisait que suivre un usage connu. Nous avons vu que Béchamp en 1857 posait la base scientifique de l'antisepsie, qui est celle-ci : les solutions phéniquées ou créosotées, employées à dose non coagulante, paralysent l'influence des germes atmosphériques et modèrent les actions transformatrices, même dans les organes supérieurs; elles empêchent une fermentation de commencer, mais elles n'entravent pas une fermentation en route avec des organismes adultes; à petites doses, elles régularisent donc cette fonction des cellules vivantes.

Le fait de l'influence de Béchamp sur l'usage de l'acide phénique était si probant, à l'époque, que *le Moniteur scientifique* du Dr Quesneville (1864; 1er trimestre, p. 10), relatant une lettre de notre savant à Flourens, sur les générations spontanées, dit : « Ajoutons que les expériences si importantes de M. Béchamp et les conclusions qu'il en tire ont déjà été faites par le docteur Lemaire, qui a démontré que, lorsqu'on met quelques goutes d'acide phénique dans des liqueurs fermentescibles, ces liqueurs ne deviennent pas fécondes. » Ce n'est pas Pasteur qui avait pu influer sur la technique de

Lemaire, à l'époque; et ses faits sont postérieurs à ceux de Béchamp. Lemaire a-t-il lu Béchamp, ou n'a-t-il fait que suivre les faits antérieurs?

Toujours est-il qu'à Montpellier, dès 1864. l'antisepsie chirurgicale et l'antisepsie interne sont en vogue, car ni Lemaire, ni Déclat (1861) n'ont eu d'influence sur leur époque. *Masse* et *Pécholier, Estor,* etc., traitent les teignes, sycosis, ulcères et plaies par l'usage externe de la créosote, font des pansements antiseptiques, ou bien traitent les maladies infectieuses, gastro-intestinales, la fièvre typhoïde, par son usage externe (V. Pécholier, Académie des sciences, 1869).

Mais le fait typique est la correspondance entre Dumas et Béchamp, à propos du choléra de 1865. Dumas lui demandait, alors qu'il avait déjà préconisé, à nouveau, la créosote dans son mémoire contre les générations spontanées (1863) et contre les maladies des vers à soie, quel était à son avis la substance la plus propre à tuer les animalcules ou leurs germes, les ferments végétaux et microscopiques. Béchamp répondit en une lettre du 26 septembre 1865, qui fut insérée aux *Annales de Chimie et de Physique* (t. VI, p. 248), quelle était sa théorie de l'antisepsie et ce qu'on en avait déjà obtenu.

Nous arrivons maintenant à la découverte des microzymas. Rappelons que, s'il était admis que, dans les liquides en fermentation, on trouvait des ferments cellulaires, il y avait des cas où ils faisaient défaut et où ils étaient remplacés par des vibrions ou bactéries. Mais Berthelot et d'autres pouvaient soutenir que la fermentation peut se faire sans que l'on trouve de ces organismes; dans certains faits, ils signalaient simplement un léger dépôt de granulations moléculaires amorphes. Ces granulations, que nous nommons aujourd'hui micrococci, formes infimes des bactéries, étaient inconnues dans leur essence et réputées dénuées de vie; c'est Béchamp qui découvrit leur importance et leur rôle, et les dénomma microzymas, petits ferments. Hallier et les botanistes allemands avaient étudié les gros cocci, algues unicellulaires, mais ce n'est que vers 1867 qu'ils descendirent aux micrococci, sans les étudier autrement qu'en botanistes; comme ce nom fut admis sans conteste dans la science, le terme microzyma, plus caractéristique, fut pour ainsi dire mis à l'index.

Béchamp avait déjà vu ces éléments dans certaines de ses solutions sucrées, et, dès 1858, il les pensait vivants, mais il voulut une plus longue suite d'expériences pour se prononcer; il les rencontra surtout dans les fermentations produites avec des fragments de tissus animaux ou de liquides comme le lait. En 1865, dans une note à l'Académie des Sciences, sur les granulations moléculaires des vins et la cause qui les fait vieillir, il les considère comme des petites cellules organisées qui ont une vie propre, qu'on trouve seules dans les vins qui vieillissent dans de bonnes conditions. Elles ne se développent rapidement qu'en présence de l'air ou de l'oxygène libre, mais elles peuvent également exercer leur action quoique plus lentement, sur le vin embouteillé; sous leur action le vin se décolore et devient rancio. Cagniard-Latour les avait vues et d'abord considérées comme vivantes, puis ensuite il regarda leur mobilité comme accidentelle et d'ordre brownien. D'après Béchamp, il suffit pour s'assurer de leur vitalité de les faire agir comme ferments.

La même année il en avait aussi rencontré dans les organismes divers qui font fermenter l'urine normale (C. R., t. LXI). Mais c'est surtout en 1866, qu'il met la question au point : *Du rôle de la craie dans les fermentations butyrique et lactique et des organismes actuellement vivants qu'elle contient* (C. R., t. LXIII, p. 451). *Analyse des eaux de Vergèze. Microzymas et autres organismes de cette eau étudiés au point de vue de leur fonction* (C. R., t. LXIII, p. 559). Pour nous en faire une exacte idée,

je transcris quelques paragraphes d'une publication
proche: (*De la circulation du carbone dans la nature.*
Paris et Montpellier, 1867, in-8, 103 p.)

« Dans le cours de mes recherches, je me suis
servi du carbonate de chaux sous la forme de craie.
Or, soit que j'opérasse à l'abri ou au contact de l'air, .
le sucre de canne se transformait, l'empois de fécule
se liquéfiait, et pourtant je ne voyais apparaître dans
le plupart des cas aucune production analogue à
celles que j'avais vues en action dans les fermentations alcooliques, butyriques ou lactiques. Toutefois,
comme les idées que j'ai exposées ne me permet-
taient pas de supposer que le carbonate de chaux
fût doué exceptionnellement de la propriété de transformer le sucre de canne et la fécule, j'y regardai de
plus près : le microscope me laissa voir des particules mobiles, animées d'un mouvement de trépidation très vif. Ces particules que l'on rencontre dans
une foule de circonstances, que les micrographes
nomment granulations moléculaires, et dont le mouvement est dit brownien, je les considérai comme
organisées, leur mouvement comme leur appartenant
en propre, le signe extérieur de leur vitalité. Je sup-
posai dès lors que la craie n'était pas seulement du
carbonate de chaux, une matière purement minérale,
mais qu'il devait y exister de la matière organique
ou même des organismes actuellement vivants. Or,
en examinant la craie que l'on vend dans le commerce, j'y découvris les mêmes molécules mobiles que
j'avais observées dans le mélange de craie et d'eau
sucrée ou d'empois. Mais il fallait s'assurer que ces
molécules mobiles de la craie du commerce, qui a
subi certaines préparations, ne proviennent point
de l'eau ou de l'air. M. Michel, le savant ingénieur
des ponts et chaussées, voulut bien aller faire extraire
pour moi, dans une carrière, près de Sens, un bloc
de 20 kilogr. de craie blanche, à 50 mètres au-des-
sous de la surface, et à 20 mètres de l'entrée de la
carrière. Un fragment pris au centre de ce bloc

laissa voir les mêmes molécules, et c'est avec de la craie de cette origine que mes expériences ont été répétées... »

« La craie sortant de la carrière contient donc les organismes actuellement vivants, adultes et sans doute très vieux. Ils peuvent être tués; il suffit pour cela de maintenir la craie à une chaleur humide soutenue à 150 ou 200 degrés pendant plusieurs heures, ce qui n'altère en rien le carbonate de chaux, pour qu'ils cessent d'agir et sur l'empois de fécule et sur l'eau sucrée.

« La craie n'est pas le seul calcaire qui contienne des organismes actuellement vivants. Le calcaire oolithique, le calcaire d'eau douce de l'époque tertiaire, le calcaire que l'on emploie comme pierre à bâtir à Montpellier, en contiennent et agissent sur la fécule et sur le sucre de canne à peu près comme la craie. Toutes ces roches, mises en contact avec la fécule et le sucre de canne, les transforment et produisent avec eux, comme la craie, de l'alcool, de l'acide acétique, de l'acide butyrique, de l'acide lactique accompagnés d'un dégagement d'hydrogène et d'acide carbonique, c'est-à-dire les termes caractéristiques de la fermentation lactique et de la butyrique. Les organismes de la craie agissent donc exactement comme les ferments dits butyrique et lactique... »

« J'ai nommé *microzyma cretae* les organismes de la craie; les microzymas du calcaire oolithique sont un peu différents de ceux des autres calcaires, ce qui est d'accord avec la nature un peu variable des produits qu'ils forment avec la fécule et le sucre de canne. »

Veut-on avoir une preuve nouvelle et éclatante de leur vitalité? « Les microzymas de la craie, que l'on nourrit en même temps d'alcool et de syntonine, se multiplient sans grossir, et ils produisent avec cet alcool, à l'abri absolu de l'air aussi bien qu'à son contact, de l'acide acétique, et, notez-le, de l'acide caproïque... »

« Ces pierres contiennent actuellement des êtres encore vivants : quels que soient leur âge et leur origine, on peut les nommer des ferments organisés géologiques, et ils témoignent peut-être qu'à ces époques reculées les choses se passaient comme de nos jours; que leur création est contemporaine des créations disparues, comme les ferments organisés que nous voyons pulluler sont les contemporains des espèces qui disparaissent sous nos yeux.

« Les microzymas sont les organismes les plus petits qu'il m'ait été donné d'étudier. Oui, pour moi, ces granulations dites molécluaires sont organisées, vivantes, et leur rôle n'est pas moindre que celui des cellules mille fois plus grandes que nous nommons levure de bière ou ferment alcoolique. Les naturalistes descripteurs ne sauraient les classer, mais le chimiste qui étudie leurs fonctions peut les caractériser. »

Béchamp a vu là, du premier coup, ce que la bactériologie ne devait proclamer que 35 à 40 ans plus tard, que la morphologie doit céder le pas aux propriétés physiologiques. ..

Ces microzymas, Béchamp les découvre dans les eaux minérales, dans les détritus organiques, dans les vases des marais, dans l'air, dans les terreaux, avec les bactéries où « ce sont eux qui sont chargés de transformer la matière organique des engrais en acide carbonique, en carbonate d'ammoniaque, et dans les matériaux absorbables que les racines des plantes utiliseront au profit de la végétation; c'est grâce à leur influence que l'oxygène apporte son concours à la combustion des dernières portions de la matière organique dans le sol. »

Eh bien! ne craignons pas de le dire hautement, ces pages sont géniales, et ce n'est que dix ans plus tard que les chimistes de l'école Pasteur préluderont aux travaux qui devaient confirmer cette manière de voir. Personne alors ne parlera du précurseur dont on avait blagué les microzymas géologiques, lorsqu'on étudiera les bactéries des terrains carbonifères (Van Tieghem), ou les microbes nitrifiants, oxydants, etc.

Le 2 avril 1867, Béchamp, Estor et Saint-Pierre, présentent à l'Académie des Sciences une note sur le rôle des organismes microscopiques de la bouche dans la digestion en général, et particulièrement dans la formation de la diastase salivaire. Cl. Bernard avait démontré que le mélange des salives pures était inactif pour la saccharification de la fécule, et avec Ch. Robin, il admettait qu'il fallait une certaine altération pour que l'effet se produisît. Les trois auteurs précités montrent alors que ce sont les organismes microscopiques contenus dans la cavité buccale des animaux, qui, sécrétant leurs zymases, confèrent aux salives leurs propriétés de transformation. Ils étendirent ensuite cette action des micro-organismes à tout l'acte digestif. Duclaux, étudiant plus tard le rôle des microbes dans les phénomènes digestifs, se gardera bien de parler de Béchamp.

Dans ce magnifique travail de 1867 (*De la circulation du carbone dans la nature*), il semble que Béchamp avait prévision de cette injustice; il dit, page 80 : « Notez que c'est la première expérience que l'on ait tentée dans cette direction. Depuis longtemps on parle du rôle désastreux des infusoires introduits dans nos humeurs; on a fait des expériences, obtenu des résultats, mais on n'a rien expliqué encore (1). Je viens de vous montrer qu'il y a des fermentations qui s'accomplissent en nous, sans nous, et qui sont utiles; sans doute il y en a qui sont nuisibles, et je viens de tracer la marche qu'il faudra suivre pour rendre ces études fructueuses. Je suis convaincu que les maladies dites infectieuses sont

---

(1) Il parle des expériences antérieures à Pasteur, qui, à cette date, ne se doutait nullement encore de la direction que prendraient ses études.

ainsi déterminées par des organismes qui introduisent dans les liquides de l'économie les produits de leur désassimilation, et les rendent ainsi inaptes à atteindre le but physiologique de la nutrition. » A la même page, il dit encore : « Cette explication si simple ne sera pas reçue par ceux qui préfèrent admettre les altérations spontanées de la matière; mais c'est une affaire de temps, il viendra un moment où ces idées seront acceptées et trouvées très naturelles; seulement alors on ne manquera pas de dire que c'était très facile à découvrir, on trouvera même qu'elles n'étaient pas nouvelles. »

Nous aurions encore bien d'autres choses à signaler dans cette merveilleuse brochure où, avec de nombreuses expériences et faits, il démontre qu'en fait de fermentation : Rien n'est la proie de la mort; tout est la proie de la vie! Devise qui lui sert désormais d'épigraphe.

Tout d'abord, il y prouve qu'il n'y a pas de ferments spécifiques, que les ferments organisés se font leur milieu; fait qui ne fut admis que bien longtemps après par l'école pastorienne.

« Avec un même être, autres aliments, autres produits; vous voyez de plus que les organismes dont nous nous occupons sont bien plus actifs que la levure de bière; outre l'aliment plastique, celle-ci ne peut digérer que le sucre de canne et ne se nourrit que de glucose; eux, au contraire, se nourrissent également bien de sucre et de fécule... je vous dirai seulement que les organismes qui font de l'acide lactique avec les glucoses, de l'acide butyrique avec la fécule et avec le lactate de chaux, font surtout de l'acide acétique avec le citrate de chaux et avec le tartrate, de l'acide propionique avec le succinate et le malate. Cela ne vous frappe-t-il pas? Pour moi, je suis étonné que l'on parle encore de ferment butyrique, lactique, alcoolique, etc. N'est-il pas évident que cette nomenclature doit être abandonnée... Le même ferment serait donc à la fois lactique, butyrique, acétique; et comme l'alcool est un terme constant de toutes ces fermentations, il serait aussi alcoolique. »

Dans ce travail, où Béchamp met en relief l'organisation de la matière par les végétaux, sa consommation par les animaux et le retour à l'état minéral par les fermentations infimes et multiples, il fait aussi ressortir le rôle des cellules animales et végétales. « Et non seulement les cellules remplissent ces divers rôles, mais nous avons vu que s'il y en a qui ne peuvent se nourrir que d'une seule espèce de matière, il y en a aussi qui sont capables d'en consommer de plusieurs genres. Une cellule donnée peut donc vivre dans plusieurs milieux et produira, avec les matériaux de ces milieux, des composés de même nature ou de nature différente. » Il relate alors les expériences de Donné, qu'il a refaites et analysées chimiquement. Si l'on secoue énergiquement des œufs intacts, avec leur coque, de manière à mélanger le jaune et le blanc, ces œufs pourrissent sans le contact de l'air, mais avec des phénomènes différents de la putréfaction nauséabonde et alcaline des œufs pourris ordinairement. Là les œufs deviennent acides, ils n'ont pas la même odeur. « Ils dégagent, comme une fermentation butyrique, de l'acide carbonique et de l'hydrogène, mêlés d'un peu d'hydrogène sulfuré. Le dégagement terminé, j'ai analysé le résidu : j'ai trouvé les matières albuminoïdes intactes, les corps gras intacts; ce qui avait disparu, c'était le sucre, et à sa place il y avait de l'alcool, de l'acide butyrique et de l'acide acétique. Voilà donc des cellules animales qui se comportent exactement comme les organismes ferments de la fermentation butyrique. Je dis que ce sont les cellules animales qui ont agi, car, je le répète, ni M. Donné, ni moi, n'avons rien aperçu d'étranger dans le contenu de ces œufs. » » Les cellules normales de l'œuf ne mouraient pas par le simple fait de cette agitation, mais violemment jetées dans un milieu qui ne leur était pas destiné, les cellules du jaune confondues avec celles du blanc, et réciproquement, se nourrissaient de matériaux qui ne leur étaient pas destinés, et produisaient ainsi des composés particuliers. »

Une note de ce mémoire prépare l'avenir : « Des microzymas ou germes de ferments paraissent exister dans les tissus animaux. Il est certain que si l'on introduit un morceau de viande fraîche dans une dissolution bouillante de sucre de canne ou l'empois de fécule, des bactéries naissent rapidement, quoique l'on prenne les précautions les plus minutieuses pour empêcher leur développement. Peut-être les granulations moléculaires que l'on voit dans une foule de tissus ne sont-elles autre chose que ces germes? »

Je ne dois pas passer sous silence une manière d'être qui lui fut néfaste et qui devait l'entraîner en grande partie à un insuccès; il commence, là, à introduire un germe de discorde : la religion (page 2). « Et que l'on n'aille pas fouiller dans les écrits des auteurs anciens, pour y trouver quelque lambeau de vérité; l'antiquité, comme le remarque M. Babinet, l'antiquité a tout dit : quand elle dit vrai, c'est simplement une rencontre merveilleuse, car elle n'a rien démontré. » Il ajoute en note : « L'Ecriture sainte porte seule un cachet d'affirmation réellement scientifique. »

C'est en cette année 1867 que Robin, rendant compte des recherches de Hallier, fit la confusion entre microzymas et micrococcus.

Dès 1868, Béchamp affirme ce qu'il n'avait fait qu'entrevoir dans son travail sur la *Circulation du carbone*. Les granulations moléculaires des cellules et tissus vivants sont du même ordre que les microzymas; elles sont les germes des microzymas mobiles qui évoluent en vibrions et bactéries; mais il a bien soin d'affirmer que si toutes les granulations moléculaires ne sont pas des microzymas (ferments), les microzymas sont des granulations moléculaires dont

les dimensions vont jusqu'à la limite de perceptibi-
lité du microscope. L'Académie des Sciences reçoit
de lui de nombreuses communications, soit en colla-
boration avec Estor, soit aussi de son élève Le Ricque
de Monchy. Citons par ordre; Béchamp : *Sur les granulations moléculaires des fermentations et des tissus animaux* (C. R., t. LXVI, p. 366). A. Béchamp et
Estor : *Sur la nature et la fonction des microzymas,
granulations moléculaires du foie* (C. R., t. LXVI,
p. 421), où ils affirment qu'une zymase ou ferment
soluble est toujours le produit de l'activité d'une cellule ou d'un groupe de cellules vivantes. Spontanément, aucune matière albuminoïde ou autre ne devient
une zymase ou n'acquiert les propriétés des zymases;
partout où celles-ci apparaissent, on est sûr de trouver
quelque chose d'organisé. — A. Béchamp : *De la réduc-
tion des nitrates et des sulfates dans certaines fermentations* (C. R., t. LXVI, p. 547). « Pour moi, la réduc-
tion des nitrates et des sulfates, dans ces conditions,
est une fonction des organismes ou de l'organisme
particulier qui est l'agent de la fermentation ou de
la putréfaction, et non pas des produits organiques
engendrés et sécrétés par eux. » Nous le trouvons là
encore précurseur des travaux de Muntz, Berthelot,
Winogradsky, sur les *phénomènes de fermentation
dans le sol.* — Le Ricque de Monchy : *Note sur les
granulations moléculaires de diverses origines*
(C. R., t. LXVI, p. 550), montre qu'il y a des granules
oscillants dans les divers organismes végétaux ou
animaux. « Le but des expériences que je vais décrire
est de démontrer que ces granules oscillants sont des
organismes ayant une action énergique, à la manière
des ferments, sur quelques-unes des matières avec
lesquelles ils sont en contact dans leur milieu naturel. » — A. Béchamp et Estor : *Sur l'origine et le développement des bactéries dans le foie, le rein, la rate,
le pancréas* (C. R., t. LXVI, p. 759). Certes, dans le
nombre de leurs expériences, il y avait des fautes
techniques en regard de nos méthodes actuelles,

mais dans beaucoup, les faits se présentaient tels qu'on ne pouvait admettre une contamination externe, je les discuterai en bloc, à la fin de ce travail, lorsque j'examinerai et ferai la critique de la théorie microzymienne.

Pour le moment, nous sommes à une époque où Béchamp et Pasteur vont se trouver en concurrence, dans l'étude des maladies des vers à soie, qui fut encore le sujet d'un déni de justice. Chez ces insectes, il y a deux maladies principales, l'une, la *pébrine*, caractérisée par des corpuscules étrangers à la constitution histologique du ver, l'autre distincte, la maladie des *morts-flats* ou *flacherie*, que Béchamp étudia le premier comme d'origine microzymateuse, qui devint microbienne pour Pasteur et ses élèves. Ce fut la première qui fit surtout des ravages vers 1865; elle sévissait depuis des années, 1845, 1849 surtout, et avait été étudiée par nombre d'auteurs : Cornalia, Osimo, Vittadini, etc. On trouvait dans les vers malades des corpuscules microscopiques ovales, oscillants ou vibrants, appelés aussi du nom du meilleur observateur, corpuscules de Cornalia. Cette maladie avait fait descendre la production de 30.000.000 de kilogrammes de cocons (1850) à 15.000.000 (1866-67). On avait essayé le grainage des vers au microscope, vulgarisé par Osimo, Cantoni, Joly, de Plagniol, Cornalia, sans succès; on en avait reconnu l'impuissance; on avait essayé les fumigations sulfureuses et chlorées dans les chambrées avec aussi peu de fruit. On reconnaissait la maladie comme parasitaire et contagieuse. Guérin-Menneville, inspecteur général de la sériculture, avait aussi préconisé le grainage et les évaporations de térébenthine; dès 1865, Béchamp, sur les mêmes données, essaye les vapeurs créosotées, ce qui devait amener l'ironie de Pasteur envoyé par Dumas et le gouvernement pour étudier la maladie. (Le **grand** savant national cependant, plus tard, prétendra que les pansements phéniqués sont dus à sa seule influence.)

Les uns regardaient les corpuscules comme des corps amorphes, des cristaux ; Guérin-Méneville comme des hématozoaires; Morren comme des vibrions ou analogues; Lebert, des végétaux microscopiques. Pasteur vint et, n'étant ni histologiste, ni naturaliste, ni pathologiste, augmenta encore le vague : « Les corpuscules ne sont ni des animaux, ni des végétaux, mais des corps plus ou moins analogues aux granulations des cellules cancéreuses. Au point de vue d'une classification méthodique, ils doivent être rangés plutôt à côté des globules du pus, ou des globules du sang, ou bien encore des granules d'amidon, qu'auprès des infusoires ou des moisissures. » (C. R., Acad. des Sc., septembre 1865.) En 1866 Béchamp accentue son idée, le corpuscule est un parasite végétal, un ferment comme ceux qu'il a déjà étudiés. « J'admets que la maladie des vers à soie est parasitaire. La pébrine, selon moi, attaque le ver par le dehors, et c'est de l'air que viennent les germes du parasite. La maladie, en un mot, n'est pas primitivement constitutionnelle. » (C. R., Acad. des Sc., juin 1866.) C'était le contraire de ce qu'avait prétendu Pasteur dans la note précédente, où il la regardait comme analogue à la phtisie considérée alors comme maladie constitutionnelle. Le 23 juillet 1866 Pasteur dit encore la même chose, et « on serait bien tenté de croire, quand on songe surtout que les corpuscules ressemblent beaucoup à des spores de mucédinées, qu'un parasite analogue à la Muscardine a envahi les chambrées, et que telle est la source du mal. Ce serait une erreur... » « Il m'a paru que c'est principalement le tissu cellulaire de tous les organes qui se transforme en corpuscules ou qui les produit. » (C. R.). Balbiani, à cette époque, s'éleva aussi contre la conception de Pasteur, à qui il déniait toute autorité histologique : « Les corpuscules que l'on observe dans la maladie décrite sous le nom de pébrine, chez les vers à soie, ne sont pas des éléments anatomiques provenant de l'altération des parties fluides ou solides de leur économie, mais bien des psorospermies, c'est-à-dire des espèces végétales parasitiques. » A cette époque, les psorospermies n'étaient pas encore bien classées par les naturalistes.

C'est alors que Béchamp (C. R., LXIII et LXIV) montre que le corpuscule intervertit le sucre de canne, le fait fermenter pour produire de l'alcool et de l'acide acétique, sans changer de forme; qu'il est composé d'une substance plus ou moins analogue à la cellulose, qu'il est imputrescible, insoluble dans la potasse, bref, que c'est une production végétale parasitaire : « Le corpuscule se multiplie dans les infusions des cadavres des chrysalides, des papillons et des vers, et, chose digne d'attention, la créosote s'oppose à cette multiplication! » Il termine : « Ainsi se trouverait complétée la théorie parasitaire de la pébrine, pour le triomphe de laquelle je combats depuis bientôt deux ans. J'ose espérer que la priorité de l'idée et des expériences qui la démontrent ne sera pas contestée. » Son espoir fut vain; bientôt après Pasteur *découvrait* que la maladie était parasitaire, que le corpuscule était le parasite, et que le meilleur procédé pour combattre la propagation était le grainage méthodique. En bon historien, on peut se demander ce que Pasteur a découvert en cette occurrence, lorsqu'on voit ce qu'il a accaparé.

Passons maintenant à la flacherie. En 1866, dans une brochure sur la Maladie des vers à soie, Béchamp confirme un fait avancé par Joly (l'ancien adversaire de Pasteur, sur les générations spontanées), que dans certains vers malades existaient des bactéries et vibrions. Son attention fut donc attirée vers cette maladie des morts-flats ou restés petits, qui faisait mourir les vers et décimait les chambrées sans que l'on pût rencontrer les corpuscules de Cor-

nalia. Il en arriva vite à la constatation de ses
fameux microzymas, dont la caractéristique était
l'accroissement sous forme d'association, deux à deux
(diplocoques actuels). Le 11 mai 1867, il fait paraître
une brochure intitulée : Conseils aux sériciculteurs
sur l'emploi de la créosote pour l'éducation des vers
à soie; elle fut envoyée à l'Académie des Sciences,
le 27 mai 1867; on y lit : « Une graine, non corpusculeuse, peut contenir et contient souvent, comme
nous l'avons observé, M. de Monchy et moi, d'autres
productions que les sphérules du vitellus et les globules graisseux. Ce sont des points mobiles beaucoup
plus petits que tout ce qui les entoure et souvent
extrêmement nombreux. Ces points mobiles, nous
les nommons *microzyma aglaiæ,* en attendant que
nous déterminions positivement leur signification. »
Le 13 mai 1867 il adresse à l'Académie une note sur
le même sujet; elle ne parut que le 20 mai. Il dit :
« La constance de leur rencontre (à ces parasites)
sur les mêmes variétés de vers malades m'engage à
signaler ce fait et à donner un nom à ces molécules :
je les nommerai désormais microzyma bombycis. »
Il les trouve sur les vers, dans les intestins, sur les
feuilles de mûrier, les déjections des vers (modes de
propagation), etc.; il se produit des troubles digestifs
sous leur influence, d'où la mort. Le 30 mars 1868,
il assure les faits dans une deuxième édition de sa
brochure aux sériciculteurs. « Les microzymas morbides sont presque toujours associés ou accouplés
deux à deux; ainsi associés, on les voit se mouvoir
et tournoyer sur eux-mêmes avec vélocité; il peut
même se rencontrer des microzymas en chapelets de
trois, quatre, cinq grains et même davantage. Enfin il
arrive souvent que l'on distingue nettement des microzymas qui s'allongent pour devenir bactéries. »
(C. R., t. LXIV, p. 1044, 1867.) Le résultat pratique
est que « quand on ne connaît pas les reproducteurs,
se procurer de la graine qui ne soit corpusculeuse
ni intérieurement, ni extérieurement, et sans micro-

zyma aglaiæ, c'est, dans l'état actuel, le conseil suprême. »

Pasteur, à son tour, ayant découvert les microbes en huit de chiffre, prétendit, avec ce nouveau nom, avoir fait la preuve de la maladie. En l'année 1868, les réclamations de Béchamp retentissent à l'Académie des Sciences. La maladie de Pasteur, arrivée le 19 octobre 1868, mit fin à la dispute, et pour le public, il garda le bénéfice des travaux. Il fit le déni de justice dans son livre sur les maladies des vers à soie, paru en 1870, dédié à S. M. l'Impératrice : Hommage de profonde reconnaissance et d'une vive admiration pour son esprit élevé et son grand cœur. Pasteur, membre de l'Institut, protégé de l'empereur et de l'impératrice, soutenu par l'Ecole Normale, au centre intellectuel, devait primer un pauvre professeur de province; de plus, il y eut des influences particulières qui, mises en vue, modifieraient un peu les idées admises d'après les panégyristes du savant.

En tous cas, ni les Duclaux, Roux, Cornil et Babès, et divers auteurs pastoriens, n'ont parlé des travaux de Béchamp sur les vers à soie. Il faut rendre justice au traité de bactériologie de Macé, qui signale le microzyma bombycis découvert par Béchamp et s'empresse de transformer le nom en micrococcus bombycis.

Ceci nous amène à montrer comment on écrit l'histoire. Dès 1870, voilà donc Pasteur posé en sauveur de la sériciculture, comme ayant fait gagner des millions aux producteurs et anéanti la maladie; cela lui valut, en 1872, une récompense nationale de 12.000 francs de rente. Mais « depuis lors, sous l'influence du *remède préventif, valant mieux à beaucoup d'égards qu'un remède curatif* (cliché Pasteur), la production, continuant sa marche descendante, est arrivée à 8.000.000 de kilogrammes (de cocons) en 1873. » (E. de Masquard, le Congrès séricicole international de Montpellier et les doctrines de ses prin-

.cipaux membres. Librairie agricole, 1875). Guérin-Méneville, un des premiers travailleurs sur l'épidémie, ayant déclaré que l'intervention inconsciente de Pasteur dans cette partie, qui lui était étrangère, avait été plus nuisible qu'utile, et que, si les réussites des chambrées étaient un peu moins mauvaises, cela tenait à la diminution naturelle de l'épidémie bombycine, se vit destituer de sa place d'Inspecteur général de la sériciculture, malgré 30 années de service. La consigne était de ronfler ou d'adorer. Mais, hélas! vers 1886, la récolte avait encore diminué, et n'était plus guère que deux millions de kilogrammes! Aussi la section de sériciculture de la Société des Agriculteurs de France a, dans sa session de 1886, émis le vœu suivant : « Que le gouvernement examine s'il n'y aurait pas lieu de faire procéder à de nouvelles études scientifiques et pratiques sur le caractère épidémique des maladies des vers à soie et sur les moyens de combattre cette influence. »

La peste soit de l'historien qui veut remettre les faits au point!

Revenons à l'année 1867. Béchamp, invité par une société d'enseignement à faire une conférence à Lyon, la fait au Palais Saint-Pierre devant un grand auditoire, sur les sujets des fermentations; il y développe sa théorie du microzyma et ses conséquences, signalant que la cause de virulence du vaccin et de la syphilis réside dans les granulations moléculaires du pus.

Il eut un tel succès que, le lendemain, Glénard, directeur de l'Ecole de Médecine, lui fit faire une autre conférence particulière; Chauveau assistait à la première conférence. En février 1868 (C. R. Acad. des Sc., t. LXVI), Chauveau démontrait que l'activité des pus vaccin, varioleux et morveux « réside exclusivement dans les organites ou corpuscules élémentaires en suspension dans ces humeurs ». Béchamp s'empresse de montrer à l'Académie que l'expérience de Chauveau sur les granulations moléculaires du

vaccin, rentre tout à fait dans les siennes (C. R.,
t. LXVI). C'est un fait qu'avait très bien vu Robin :
« Sans dire comment naissent ou pénètrent dans les
cellules mêmes des tissus et des humeurs ces corpuscules figurés isolables, agents de la virulence,
M. Chauveau, imitant M. Béchamp, les considère
comme représentés par les granulations intra-cellulaires, et, quand ces granulations sont libres, elles
procèdent des cellules. » (Art. Germes, in *Dict.
encycl. de sc. méd.*). A cette époque, il est bien
démontré (et le fait l'est resté) que ce n'est pas le
sérum des humeurs morbifiques qui est doué de
l'activité spécifique, mais bien les particules figurées.
Nous retrouverons un peu plus tard les idées de
Chauveau.

En mars 1868, Béchamp refait une nouvelle conférence à Lyon, sur l'alimentation. Il y développe à
nouveau sa théorie : « Les histologistes ont regardé
la cellule comme le dernier terme organisé, au delà
duquel il n'y a plus que de la matière amorphe,
dépourvue de structure. On s'est arrêté trop tôt.
Quand on scrute bien, on trouve que, dans toute cellule, qu'il y ait ou qu'il n'y ait point de noyau,
existent ou apparaissent tôt ou tard des parties qui
ont une forme déterminée et que l'on peut considérer
comme organisées; que les mêmes formes existent
souvent autour des cellules, et que certains tissus des
organismes les plus compliqués ne sont formés que
par elles. Les micrographes et les histologistes ont
donné un nom à ces petites formes, qu'ils ont regar-
dées comme dépourvues d'organisation : ils les
appellent des granulations moléculaires; et les cellules ou les tissus qui les contiennent sont dits, par
eux, finement granuleux... »

« Un animal est sacrifié : on lui prend les organes
centraux, les glandes, les muscles, et on les réduit à
l'état de granulations moléculaires. Il est inutile de
dire ici comment on s'y prend pour les isoler : on

le peut, cela suffit. Leur nombre, dans le foie et les
autres glandes, est innombrable... leurs dimensions
sont variables dans les mêmes limites que celle des
microzymas des fermentations : les plus volumi-
neuses ont tout au plus trois millièmes de millimètre
de diamètre, ce sont les moins nombreuses; les plus
abondantes n'ont guère qu'un demi-millième de millimètre de diamètre, et il y en a certainement de
moins grandes... Au moment où l'animal vient d'être
sacrifié, on les trouve agitées d'un mouvement de
trépidation que je regarde comme leur appartenant
en propre et spontané, et qui persiste, avec le même
caractère lorsqu'on les a complètement isolées, bien
lavées et débarrassées de tout ce qui n'est pas
elles »... « Les granulations moléculaires du foie et
d'autres glandes fluidifient l'empois d'amidon et les
transforment en divers produits, comme les microzymas de la craie; elles agissent sur le sucre de
canne comme ces derniers et comme d'autres microzymas : elles possèdent donc la fonction des ferments organisés, elles ont les caractères morpholo-
giques des microzymas; elles sont donc de même
nature. »

Après avoir montré que ces microzymas sont des
agents d'analyse, il prouve qu'ils opèrent aussi de
véritables synthèses; il les nourrit exclusivement
d'alcool et d'eau et leur fait produire de l'acide
caproïque. « Les microzymas du foie sont donc
actifs : ils le sont comme agents de décomposition;
ils le sont comme agents de synthèse. Ils sont donc
vivants au sens chimique du mot, et on peut tuer
cette vie rien qu'en les soumettant à l'action d'une
température suffisamment élevée, ce qui n'altère pas
leurs substance. » Ils le sont au sens physiologique
car : « Aujourd'hui je suis convaincu, par l'expérimentation directe, que les microzymas des organismes les plus divers, tant animaux que végétaux,
doivent être considérés comme des germes de bactéries, comme des germes de cellules, et en général
comme des agents de formation cellulaire. » « Prenez

un fragment d'une glande d'animal, d'un muscle d'animal quelconque, sur l'animal en vie ou après sa mort; introduisez-le dans de l'empois de fécule, et quelques précautions que vous ayez prises, vous verrez inévitablement apparaître des bactéries et quelquefois des bactéries de plusieurs espèces. »

Ayant montré comment la cellule, qui est une association de microzymas, par suite de la membrane dialysante peut fonctionner un peu différemment des microzymas isolés, il indique l'évolution après la mort de l'individu, lorsque les microzymas se libèrent de l'association : « Les microzymas ne meurent pas, ils continuent leur action; seulement, comme les produits de cette action ne sont plus enlevés à mesure qu'ils sont formés, de nouvelles conditions naissent, le milieu se complique des matériaux qui étaient destinés à être utilisés ou à être éliminés, et la fonction des microzymas change à cause de cela même ou par suite de leur évolution en bactéries. Alors apparaît ce que l'on appelle la putréfaction, phénomène que les meilleurs esprits ont de bonne heure considéré comme une fermentation. Mais, en somme, ce qui nous dévore et nous détruit après la mort, était cela même qui vivait en nous sans nous. »

On peut alors comprendre pourquoi Béchamp, qui regardait la pébrine comme une maladie parasitaire, en vint alors à considérer la flacherie comme une auto-infection. Le corpuscule de Cornalia est une production étrangère à l'organisme, le microzyma bombycis n'est que le produit de l'évolution des microzymas normaux du ver à soie placé dans de mauvaises conditions hygiéniques et alimentaires; la flacherie est à la fois spontanée et contagieuse. Aujourd'hui, on classe aussi bien les coccidioses que les infections, dans la classe des maladies parasitaires, et cependant l'allure est bien différente. Béchamp, dans ces deux maladies du ver à soie, a bien caractérisé les différences.

En 1868, l'Académie des sciences reçoit un autre travail de Béchamp et Estor, sur les granulations moléculaires du tubercule pulmonaire à l'état crétacé. Ils trouvent que les microzymas de ce tubercule, issus des cellules pulmonaires, agissent sur la fécule comme un ferment acétique et butyrique. Le tubercule pulmonaire à l'état crétacé, de l'homme, contient des microzymas qui peuvent être libres, ou s'associer par deux (8 de chiffre), ou plus (bacille granuleux).

Davaine, un des grands fondateurs de la bactériologie, qui s'est vu trop éclipsé par l'école pastorienne, avait publié en 1868 des recherches physiologiques et pathologiques sur les bactéries (C. R. Acad. des Sc., t. LXVI, 499). Il y disait : « Les êtres vivants offrent dans leur organisme des milieux variés, qui pourraient être envahis par les vibrioniens s'ils n'étaient préservés par un épiderme protecteur ou par d'autres moyens. On conçoit qu'une espèce de ces petits êtres introduits artificiellement dans l'un de ces milieux vivants, et qui s'y propagerait, serait accessible à nos investigations. Ainsi l'on pourrait étudier, soit les modifications qu'ils éprouveraient par leur transport d'un milieu dans un autre, soit celles que leur feraient subir divers agents avec lesquels ils seraient mis en rapport ». Il inoculait alors une espèce de bactérium termo à des végétaux divers, et remarquait que, suivant l'espèce végétale en expérience, on obtenait dans les tissus l'apparition de bactéries variées; il concluait à l'insuffisance de la classification des vibrioniens. Béchamp, qui avait eu l'occasion d'observer l'apparition de bactéries dans l'intérieur de plantes gelées à épiderme très épais et résistant, intact, dans une note à l'Académie (22 février 1869), explique ces apparences contradictoires. « 1° Bien que l'on pense le contraire, des bactéries peuvent se développer dans un milieu acide, pouvant rester acide ou devenir alcalin aussi bien que dans un milieu absolument neutre ou res-

tant neutre. 2° Les microzymas normaux des végétaux, comme ceux des animaux, peuvent évoluer en
bactéries; et puisque, dans un même végétal, plusieurs formes, si ce n'est plusieurs espèces de ces
bactéries, peuvent apparaître, je pense que l'on doit
y voir la démonstration qu'il peut exister plusieurs
sortes de microzymas dans un même végétal.
3° Dans les expériences où l'on inocule des bactéries aux végétaux, il est probable que ce ne sont
pas ces bactéries qui se multiplient : elles ne font
que provoquer un changement de milieu, qui devient
favorable à l'évolution en bactéries des microzymas
normaux : de là vient l'apparente pullulation de la
bactérie inoculée. 4° Il en est de même de l'inoculation des bactéries aux animaux... 5° Dans les études
sur la génération spontanée des organismes inférieurs, ou d'une simple cellule, on n'a pas tenu
compte des granulations moléculaires. » Plus tard,
J. Béchamp, son fils, montra que le gel artificiel (avec
des précautions contre les inoculations accidentelles)
suivi du dégel à l'étuve, fait apparaître rapidement
les batéries dans les tissus.

En 1869, au Congrès scientifique (session de Montpellier), Béchamp et Estor, dans un mémoire sur
les microzymas des organismes supérieurs, reproduisent leurs théories. « Il existe dans presque toutes
les cellules des animaux des granulations moléculaires notées par tous les histologistes. Ces granulations ont été rarement étudiées; M. le professeur
Robin distingue quatre espèces de granulations :
1° les graisseuses solubles dans l'éther, insolubles
dans l'acide acétique et l'acide gallique; 2° les granulations plus ou moins semblables aux précédentes,
mais solubles dans les deux acides qui viennent
d'être nommés; 3° des granulations grises, ou poussière organique ayant un pouvoir réfrigérant faible,
ne présentant pas, comme les deux premières espèces, un contour fermé et un centre brillant, jau-
nâtre, solubles dans l'acide acétique, la potasse, la

soude, etc.; 4° des granulations pigmentaires... Les granulations moléculaires observées par nous ne rentrent dans aucune des classes étudiées par M. Robin. » C'était net, et cela n'a pas empêché les critiques de mauvaise foi, ou mal au courant des travaux de Béchamp, de lui reprocher de considérer des éléments disparates. Ce qui caractérise les microzymas de Béchamp, c'est leur rôle de ferment; c'est pourquoi ce sont les glandes comme le foie, le pancréas, etc., qui en fournissent les plus beaux exemples. Les auteurs ont ajouté : « M. Liouville a confirmé ces observations par l'examen qu'il a fait des granulations contenues dans la sérosité des vésicatoires; il a vu ces granulations s'associer, s'allonger, se fragmenter et devenir de véritables bactéries à l'état libre ou associé. » Ils décrivent le microzyma évoluant dans la gangrène; « on rencontre des bactéries munies d'un noyau; ce noyau est ordinairement à une extrémité, et représente assez bien une tête analogue à celle des zoospermes. » Ils citent, à l'appui de leurs faits, les expériences d'Onimus qui vit des cellules lymphatiques se produire au milieu des granulations des sérosités de vésicatoire. (On sait qu'Onimus fut grand partisan des doctrines hétérogénistes.)

Ils citent un fait typique. « Dans certains cas d'aphtes de la bouche, on remarque une prolifération excessive des cellules épithéliales. Ces cellules sont bientôt entraînées par une sorte d'exfoliation; elles ne sont nullement adhérentes; elles sont enlevées par le frottement le plus léger; il n'y en a donc pas d'anciennes ou il y en a bien peu. Eh bien! sur 10 cellules, le microscope en montre huit au moins qui sont incomplètes, dont la forme est indiquée par un amas de granulations moléculaires qui ne sont pas encore pourvues de leur revêtement général. Les uns disent : ce sont des cellules en voie de régression, les autres en voie de formation: Ces derniers ont raison, car il est impossible, dans ces cas-là, qu'il existe des cellules vieilles; elles sont incessamment éliminées et remplacées. » Parlant des maladies comme la fièvre typhoïde, la gangrène : « au lieu de soutenir que l'affection observée a eu pour origine et pour cause l'introduction dans l'organisme et l'action consécutives de germes étrangers, on doit affirmer qu'on n'a eu affaire qu'à une déviation de fonctionnement des microzymas, déviation indiquée par le changement qui s'est opéré dans leur forme »... « On a fait, dans ces derniers temps, jouer un rôle excessif aux germes apportés par l'air; l'air peut en apporter, en effet, mais ils ne sont pas nécessaires. Les microzymas à l'état de bactéries suffisent pour assurer par la putréfaction ce mouvement circulaire de la manière dont nous parlions tout à l'heure. » Je cite, me réservant d'y revenir plus tard, les notes suivantes de Béchamp à l'Académie des sciences. 1° Recherches concernant les microzymas du sang et la nature de la fibrine (C. R., 1869, p. 713); 2° Béchamp et Estor, Nature et origine des globules du sang (C. R., 1870, p. 265).

En 1870, c'est à l'Académie de Médecine que Béchamp s'adresse. (Les microzymas, la pathologie et la thérapeutique, 3 mai.) « Le microzyma, quelle que soit son origine, est un ferment, il est organisé, il est vivant, capable de se multiplier et de devenir malade, de communiquer la maladie »... « Pendant l'état de santé, les microzymas de l'organisme agissent harmoniquement, et notre vie est, dans toute l'acception du mot, une fermentation régulière. Dans l'état de maladie les microzymas agissent anharmoniquement, la fermentation est régulièrement troublée : les microzymas, ou bien ont changé de fonction, ou bien sont placés dans une situation anormale par une modification quelconque du milieu. »

« Non seulement les microzymas sont personnellement des ferments, mais ils sont aptes à devenir bactéries; et cette aptitude, la même pour tous, ne se manifeste pas également pour tous dans les mêmes conditions; ce qui revient à dire que, dans chaque groupe naturel d'êtres et pour un même organisme dans chaque centre d'activité, les microzymas ont quelque chose de spécifique... Et ce qu'il y a de remarquable, c'est que la bactérie dérivée du microzyma est un ferment du même ordre que lui... »

« Il n'est pas douteux que le virus de la variole et celui de la syphilis contiennent des microzymas spécifiques, c'est-à-dire emportant la maladie de l'individu dont ils proviennent. Ces deux exemples ont fait admettre la spécificité de la cause déterminante de certaines maladies infectieuses. Je n'y contredirai point. Cependant, quand on voit la variole, la syphilis, n'être point inoculables à certains animaux; le sang de rate ne pas communiquer le charbon aux chiens, aux oiseaux, on a certainement le droit de se demander pourquoi?

« Ce n'est certes pas que le milieu chimique soit différent, non; et si le charbon n'est pas la conséquence de l'inoculation, c'est que les microzymas de ces animaux sont inaptes à évoluer morbidement (pour produire le charbon), sous l'influence du milieu que tend à créer l'introduction des matériaux morbifiques.

« Ce ne sont pas les organismes qu'on inocule aux animaux qui s'y multiplient; mais leur présence et le liquide qui les imprègne déterminent une altération du milieu ambiant qui permet aux microzymas normaux d'évoluer morbidement, en atteignant ou n'atteignant pas l'état de bactérie; la maladie n'est que la conséquence de la nouvelle manière d'être des microzymas normaux; la fièvre qui suit n'est autre chose que le résultat de ce nouveau mode de fonctionner, et de l'effort de l'organisme pour se débarrasser des produits d'une fermentation et désassimilation anormales, en provoquant le retour des microzymas morbides à l'état physiologique. »

Cette théorie soutenait très bien tous les faits d'expérience et de clinique, avec une ampleur d'aperçu dont aucune théorie du temps ne pouvait s'approcher. Aussi le rédacteur d'un journal de médecine de Paris (l'*Union médicale*, je crois me rappeler) disait que si cette théorie était d'un Allemand, il y a longtemps qu'elle aurait été adoptée en France.

A la même époque, un Anglais, *L. Beale* (*Disease Germs their Real Nature*, London, 1870), avait à peu près adopté la même manière de voir. Il admet (p. 64) qu'il n'existe probablement pas un tissu qui soit privé de germes; que le sang d'aucun homme n'en est exempt. Plus tard, il en est encore partisan. « Les particules solides du vaccin ne sont pas des bactéries ou des microcoques, mais des *bioplastes* ou éléments figurés dérivés de la matière vivante de l'espèce infestée par la maladie. Le contage est un bioplasme et chaque espèce de bioplasme contagieux manifeste sa propre action spécifique et seulement celle-ci. (*The Microscope in Medicine*, 4ᵉ édit. Lond. 1882.)

En 1871 un travail de Chauveau (Physiologie des maladies virulentes. *Revue Scientifique*) est intéressant à mettre en regard des idées de Béchamp qui ont certainement eu de l'influence sur lui. Les corpuscules solides de l'humeur, encore enveloppés d'une légère couche de sérum, sont les agents spécifiques qui donnent la virulence à l'humeur, lui avait-on dit; pour lui, les corpuscules seuls détiennent la virulence, et « s'il existe des proto-organismes ferments dans les humeurs spécifiques des vraies maladies virulentes, ce n'est que d'une manière tout à fait accidentelle. On ne saurait donc considérer ces proto-organismes comme les éléments virulifères... Les seules particules figurées qui existent d'une manière constante dans les humeurs virulentes sont les éléments cellulaires et granuliformes, tels qu'on les trouve dans toutes les humeurs pathologiques ou même dans certaines humeurs normales... dans les humeurs virulentes, l'activité spécifique est fixée sur les plus fins éléments corpusculaires... aucune granulation n'existe à l'état libre en dehors des cellules ou de leur aépendance ». Les rares libres, dit-il, sont des erratiques échappées des cellules. Il s'écarte alors de Béchamp : « Evidemment les granulations virulentes ne sont pas des éléments indépendants, se multipliant pas eux-mêmes. Elles font partie du protoplasma cellulaire, dans lequel elles naissent en se développant. » Chauveau ajoute qu'il se rallierait bien à la théorie de Béchamp, si celui-ci n'envisageait trop la granulation comme un ferment (c'est justement ce qui fait sa valeur), et surtout s'il ne voyait pas l'évolution du microzyma en bactérie. Plus tard Chauveau amalgamera les micrococus, microzymas et ferments. Il combat aussi la théorie d'Hallier par laquelle « les agents virulents ne sont pas autre chose qu'un état allotropique des mucédinées diverses, qui arriveraient à la forme végétal complet en dehors de l'organisme, et qui, dans l'économie animale, se multiplieraient sous forme de grains excessivement ténus, les micrococcus. » Cette théorie du botaniste allemand fit beaucoup tort à celle de Béchamp, par des confusions regrettables.

En 1871, Ch. Robin, qui fut toujours adversaire de la doctrine parasitaire, dans son traité du microscope, reproduit un paragraphe assez consciencieux de la doctrine de Béchamp, mais il ajoute toujours la confusion avec le micrococcus de Hallier. « Ces vues resteront à l'état de suppositions pures tant que la nature chimique, la composition immédiate de ces granules d'origines si diverses restera ignorée. » En 1874, dans ses leçons sur les humeurs, il prétend que si le germe des bactéries virulentes ne vient pas du dehors, puisqu'on admet que nous ne sommes pas pénétrables par ces germes, « il faut admettre leur génération spontanée à l'état de microzyma passant à celui de bactérie ». Il n'admet pas que le microzyma fait partie constituante et nécessaire de la cellule. Dans son article, *germes*, du

Dictionnaire Encyclopédique des sciences médicales, il entrevoit un peu mieux la théorie; nous y renvoyons, ne citant que ce passage complémentaire de ce que nous avons déjà développé. « M. Béchamp expliquait là d'avance pourquoi sur les animaux surmenés la putréfaction se montre bien plus rapidement qu'après les autres genres de mort; ce serait, si l'on veut, le surmenage qui rendrait plus facilement fermentescible ou putrescible la substance des tissus et des humeurs et amènerait en même temps plus vite le passage des microzymas naturels à l'état de bactéries de la putréfaction. »

En 1871 et 1872, grand pugilat à l'Académie des Sciences, entre Pasteur, Trécul, Fremy, auquel interviennent de temps en temps Berthelot et Béchamp. Cette discussion se rapportant beaucoup plus aux questions. d'hétérogénie, nous n'insisterons pas. Depuis Berard (1820), il était admis par Gay-Lussac, Dumas et autres, que la maturation et le blessissement des fruits était une fermentation interne. Nous avons vu que Béchamp avait développé cette idée des fermentations végétatives, et Le Ricque de Monchy avait démontré la vitalité séparée des granulations moléculaires des pommes (granules oscillants). Fremy avait beaucoup étudié ces fermentations intra-cellulaires, et en 1872 il fit une note détaillée à l'Académie des Sciences, sur ces phénomènes qui se passent dans l'orge germée, dans les fruits, en produisant de l'acide carbonique et de l'alcool. C'était contraire aux idées actuelles de Pasteur qui admettait alors que les poussières atmosphériques étaient les seules causes des fermentations, et qui disait, dans ses études sur la bière, qu'il y avait une distinction entre les fermentations chimiques et les actes de la vie commune. Deux élèves de Pasteur, Lechartier et Bellamy, imbus des principes de l'école qui rapporte tout à son maître, avaient repris les expériences de Bérard; ils avaient même admis que c'était Duclaux qui avait montré que l'acide acétique est un produit constant de toute fermentation, alors que nous avons vu Béchamp prendre beaucoup de peine à faire admettre le fait à Pasteur lui-même. Celui-ci, ayant présenté à l'Académie des Sciences les travaux de ses élèves, et les siens propres, disait : « Lorsqu'un fruit et en général un organe quelconque est séparé de la plante ou de l'animal dont il faisait partie, la vie n'est pas éteinte dans les cellules qui le composent... ce que nous appelons ferments organisés sont des organismes qui peuvent continuer pour un temps leur vie et même se régénérer, sans que l'oxygène libre doive nécessairement intervenir pour brûler et mettre en œuvre les matériaux et leur nutrition... la fermentation nous apparaît comme un cas particulier d'un phénomène extrêmement général, et l'on pourrait dire que tous les êtres sont des ferments dans certaines conditions de leur vie... Je n'ai pas encore suivi convenablement ces idées nouvelles chez les organes des animaux... les quelques essais que j'ai tentés sur des organes du règne animal sont trop incomplets pour être mentionnés; mais je pressens déjà, par les résultats qu'ils m'ont offerts, qu'une voie nouvelle est ouverte à la physiologie et à la pathologie médicale. » (*C. R. Acad. des Sc.*, t. LXXV, p. 788 et suiv.). Lechartier et Bellamy ajoutaient : « M. Pasteur, comme déduction logique des principes qu'il a exposés sur la théorie des fermentations, considère que la formation de l'alcool est due à ce que la vie physique et chimique des cellules du fruit se continue dans des conditions nouvelles, semblables à celles des cellules du ferment. »

Béchamp seul (puis avec Estor) répond donc à l'Académie des sciences pour protester contre cet accaparement; il remarque que c'est bien lui qui a démontré que les phénomènes de fermentation sont des phénomènes de nutrition, puis : « Tout être, ou plutôt un organe dans cet être, ou, dans cet organe, un ensemble de cellules, peuvent se comporter comme des ferments. Cette proposition, nous l'avons émise et expérimentalement démontrée depuis long-temps, et nous avons, de plus, fait voir les parties qui, dans la cellule, dans l'organe ou dans l'être, étaient vraiment actives et comme impérissables... M. Pasteur pressent qu'une nouvelle voie est ouverte à la physiologie... cette nouvelle voie nous l'avons vraiment ouverte depuis des années et hardiment par-courue (1)! » La même année, Béchamp produisait à l'appui un travail sur le blessissement des sorbes (*Revue des Sciences naturelles*), où il affirmait ses idées.

Pasteur avait promis à l'Académie de répondre. Il esquiva la corvée, mais en 1875 (22 février), il vient dire à l'Académie de médecine qu'il y a quinze ans qu'il a défini la fermentation, conséquence de la vie sans air, de la vie sans gaz oxygène libre et que l'on pouvait généraliser à tout organe et à toute cellule. « En d'autres termes, la fermentation ne serait autre chose que la conséquence d'un mode de vie, d'un mode de nutrition ou d'assimilation qui différerait du mode de vie ou de nutrition de tous les êtres ordinaires, par cette circonstance que les combus-tions produites par le gaz oxygène libre, et d'où dérivent les manifestations de la vie, sont remplacées par la chaleur de décomposition de substances où l'oxygène est engagé à l'état de combinaison. » Pas-teur souleva là encore de véhémentes protestations, et de toutes parts on lui fit voir le changement de ses idées et sa non-priorité. (Cf. *Bulletin de l'Académie de Médecine*, 23 mars 1875. — Robin : *Journal de l'Anatomie et de la Physiologie*, 1875, p. 396. — Ch. Blondeau : *Moniteur scientifique du docteur Quesne-ville*, 1875, p. 449.)

En 1872 Béchamp et Estor présentent à l'Académie des sciences une note sur le rôle des microzymas pendant le développement embryonnaire, où ils mon-

---

(1) *C. R. Acad, des Sc.*, t. LXXV, pp. 1519, 1523.

trent l'importance de leur activité dans la cellulo-
génèse. (C. R., t. LXXV, p. 962.)

Cauvet (le Protoplasma. Thèse Montpellier, 1871)
annonce ainsi les théories. « Pour M. Ch. Robin, les
microzymas de M. Béchamp seraient les corpuscules
que M. Hallier a décrits sous le nom de micrococcus,
et que l'on appelait précédemment granulations moléculaires, et dont les amas grenus constituent des
zoogleas (Cohn.). MM. B. Crivelli et L. Maggi ont
adopté à peu près la manière de voir de MM. Hallier et Béchamp! » Cela nous prouve que bien des
auteurs ne saisissaient pas nettement la valeur des
conceptions nouvelles.

En 1873, M. J. Grasset (professeur à la Faculté de
Montpellier actuellement), jeune étudiant, publie
dans la Gazette médicale de Paris une magnifique
étude sur les phénomènes histologiques de l'inflammation, où il met habilement en regard les théories
alors en honneur (théorie cellulaire, théorie du
blastème, théorie de Cohnheim, théorie du microzyma); il montre que seule cette dernière peut conci-
lier les autres et donner une idée exacte du phénomène. Je possède un exemplaire du tirage à part,
avec autographe de l'auteur à Béchamp. (Si ce travail a quelque valeur, c'est à vous qu'il le doit et
qu'il l'emprunte. Hommage bien reconnaissant de son
élève.) Béchamp me l'a envoyé un jour avec tout un
lot de ses publications; il a ajouté sur l'exemplaire.
à mon adresse : « Je ne pouvais pas mieux faire. »
Je conseille aux amateurs la lecture de cet opuscule,
je ne citerai qu'un paragraphe sur l'inflammation
du rein. « Au premier degré, vous avez la tuméfac-
tion et l'état troublé des cellules épithéliales des
tubes urinifères. Un peu après cette prolifération
des microzymas augmente toujours, les cellules se
distendent de plus en plus, puis disparaissent. Le
processus envahit la fibrine de l'exsudat, qui n'est,
elle aussi, qu'une fausse membrane sécrétée par les
microzymas du sang. Elle est aussi dévorée par les

microzymas qui envahissent tout, et l'exsudat subit
ce qu'on appelle la dégénérescence granuleuse. Les
parois des vaisseaux contiennent également des microzymas, qui n'échappent pas à la loi générale, et
tout devient granuleux : le processus est le même,
quoiqu'on lui ait donné un nom différent : c'est la
dégénérescence athéromateuse des artères. C'est là le
second degré de la néphrite : le rein est gonflé,
tuméfié.

« Plus tard encore, tous les éléments primitifs
sont peu à peu dévorés par ces granulations qui se
développent et se multiplient sans cesse et qui ne
trouvent pas d'aliments. Ils s'entre-dévorent, en quelque sorte, eux et leur œuvre, et une période de destruction et d'atrophie succède à la période précédente d'hyperthropie.

« A ce moment, les cellules épithéliales ont disparu; il n'y a plus que des amas granuleux à leur
place. La fibrine a disparu et est encore remplacée
par des masses granuleuses; les tubes urinifères sont
affaissés. Les vaisseaux eux-mêmes ont disparu et
dans les glomérules il n'y a plus également que des
amas granuleux dits corpuscules de Bright. L'organe
tout entier est ainsi rapetissé et atrophié.

« C'est le dernier terme de la maladie de Bright.
Pour nous c'est une suite naturelle du processus
initial; c'est le véritable et complet retour à l'état
embryonnaire : le tissu granuleux uniquement formé
de microzymas. »

M. J. Grasset n'avait pas à s'occuper de la partie
chimique, sans quoi il aurait pu donner comme
preuve du changement de vie physiologique de l'organe, des microzymas, la disparition progressive des
ferments solubles, de la néphrozymase, et l'apparition des albumines pathologiques.

En 1874, un autre de ses élèves, *E. Baltus*, écrit
sa thèse sur la Théorie du Microzyma. Il étudie bien
les phénomènes de l'inflammation. Reprenant les

expériences de Conheim sur le mésentère de la grenouille et la cornée, il prouve que les globules blancs se forment en dehors des vaisseaux. On voit apparaître dans le stroma fibreux d'abord des granulations, puis ensuite des leucocytes. La diapédèse n'est qu'accidentelle; les leucocytes se forment sur place, au moyen des granulations moléculaires venant des cellules ou des vaisseaux. La cause immédiate de la suppuration ne réside exclusivement ni dans le sang, ni dans les tissus, mais bien dans les divers éléments, sans exception, qui constituent l'édifice organisé; parce que partout on retrouve le même élément actif et indépendant, le microzyma, prêt à évoluer de différentes manières, suivant les conditions du milieu où il se trouve. La théorie de la diapédèse suppose la présence de trous ou de stomates, de perforations de la paroi vasculaire, d'altération. Il faudrait que, pour une suppuration abondante, il existât une abondance parallèle de leucocytes dans le sang, ce qui n'est pas; le globule du pus est d'ailleurs plus gros que le leucocyte. Comment expliquer la diapédèse là où les vaisseaux manquent, dans les pustules varioliques, vaccinales, etc., qui sont séparées du réseau sanguin par toute la couche de Malpighi? Comme Picot (de Tours), il considère l'apparition des leucocytes autour des vaisseaux comme une erreur d'optique; avec Duval Joule, que l'inflammation de la cornée est centrifuge et que jamais, aux plus forts grossissements, on n'a vu les globules blancs traverser les parois des vaisseaux. Ceux qui offrent cette apparence sont des formations endo ou extra-vasculaires, aux dépens des granulations moléculaires du sang. Les globules du pus sont des modifications de lymphocytes formés sur place, ou des avortements de synthèses leucocytaires au moyen des microzymas de la lymphe.

Un Américain, *Heitzmann*, prononça plus tard : « La théorie cellulaire est une erreur et n'est pas d'accord avec les plus simples faits d'histologie, tel que le montre un morceau de tissu cornéen... Il n'existe aucune cellule dans la cornée, ce qu'on appelle les cellules de la cornée ne sont que des travées continues de protoplasma avec des épaississements à leurs points d'intersection, dans lesquels les noyaux sont enfouis... Il n'y a ni commencement, ni fin aux travées protoplasmiques, car elles sont continues aussi bien par leurs prolongements larges que par leurs prolongements minces. » Il soutint une théorie analogue à celle de Béchamp (*Journal de micrographie*, 1890). En 1900, j'ai montré (Transformisme medical) que les idées de Ranvier avec les clasmatocytes, celles des Allemands avec les mastzellen, celles de Renaut (de Lyon) avec la structure du tissu conjonctif, etc., corroboraient les idées de Béchamp.

Revenons en 1874; c'est un autre élève, *Servel* (*C. R. Acad. des Sc.*, t. LXXIX, p. 1270), qui démontre la naissance et l'évolution des bactéries dans les tissus organiques mis à l'abri du contact de l'air. Isolant de *gros* morceaux d'organes d'animaux sains, tués par hémorragie fémorale, avec toutes les précautions antiseptiques, il les plonge dans des solutions chromiques qui stérilisent encore la surface. Au bout de quelques jours, la couche périphérique étant durcie et fixée, et le centre non encore atteint par l'acide, il trouve des bactéries de plus en plus nombreuses, à mesure qu'on va vers le centre, du centre à la périphérie, les formes varient, des bactéries aux microzymas associés et simples. C'est une confirmation des autres expériences de Béchamp et Estor, qui prouvent que les bactéries sont issues des évolutions des microzymas constituants de l'organisme. D'autres faits sont venus confirmer cette présence constante de germes dans les organes d'animaux sains, alors que l'école pastorienne affirmait que le corps est fermé aux germes du dehors; il faut citer Billroth et Tiegel (*Virchov's Archiv.*, t. LX, p. 453), Burdon-Sanderson (*British Med. Journ.*, 26 janvier

1878), Nencki (*Ueber die Zersetsung der Gelatine und des Eiweisses bei der Fœulniss mit Pancreas.* Berne, 1876, p. 35.) « Il n'y a pas de doute que les germes des ferments de la putréfaction existent dans la plupart des tissus des animaux vivants. A ma connaissance, c'est A. Béchamp qui, le premier, considéra certaines granulations moléculaires, qu'il nomme microzymas, comme étant des ferments organisés et qui défendit sa manière de voir avec résolution contre diverses attaques. » Plus tard, Nenki reprit les expériences avec Giacosa, dans un procédé plus rigoureux, en entourant les morceaux de foie de lapin immédiatement d'un alliage fusible, porté à 300° au moins, formant ainsi une carapace imperméable qui rôtissait la surface du fragment. Le tout, porté dans une étuve, donnait des bactéries au centre de l'organe. (*Bull. de la Soc. chimiq. de Paris*, 5 décembre 1880). En 1879, Signol signalait les bactéries dans le sang de chevaux sains tués par asphyxie, Lewis dans le cœur des animaux tués par le chloroforme, etc. *Mott et Horsley* (Bacteria in healthy tissues. *Journal of Physiol.*, t. III, janvier 1882) montrent que des organes sains (ou du sang) inclus dans de la paraffine portée a 110°, et mis à l'étuve, donnent un développement de microbes. Ch. Richet et L. Olivier, dès 1883, à l'Académie des sciences, trouvent de nombreux microbes dans le sang, la lymphe et les tissus des poissons vivants. Plus tard, par la culture, Galippe démontra la présence de microbes dans tous les tissus. Enfin, de nombreux auteurs, plus récents, en ont fait voir dans le sang et les organes d'animaux agonisants, intoxiqués, surmenés; ils ont prétendu qu'ils étaient issus du tube digestif et pénétraient ensuite dans le sang pendant l'agonie. La rapidité d'apparition, alors que les échanges circulatoires sont au contraire ralentis, n'est pas en faveur de cette hypothèse. Richard Lewis (1880), qui les avait trouvés dans le cœur d'animaux chloroformisés, avant tout autre organe, n'aurait pu admettre cette hypothèse; il dit d'ailleurs : « Il est de toute évidence que ces microphytes ne sont que des épiphénomènes, que le changement spécifique des liquides du corps se fait avant qu'on puisse découvrir la moindre trace de leur présence; que la virulence des substances septiques ne dépend pas de la vie végétale. » (Les Microphytes du sang dans leurs relations avec les maladies. — V. in *Revue Internat. des Sciences*, 15 juin 1880.) J'ajouterai que Béchamp a signalé que, pendant la digestion d'un animal, on rencontrait les microzymas en bien plus grand nombre dans les cellules du foie, et même entre les cellules. Ils s'y multiplient et se déversent ensuite dans le sang. Dans ce fait physiologique, on ne peut voir une invasion de microbes intestinaux, pas plus que les soi-disant microbes des poissons signalés par Richet et Olivier ne peuvent passer pour des parasites; ce sont des microzymas qui deviennent plus ou moins visibles ou abondants dans des conditions déterminées.

Après cette digression nécessaire, revenons encore en arrière. En 1874, Béchamp est chargé du rapport annuel sur les travaux de la Faculté de Médecine de Montpellier. Il met en regard les résultats obtenus et la pénurie des ressources d'une Faculté de province. Avec ses nombreux travaux, outrageusement pillés, les dénis de justice qu'il subissait en qualité de provincial, il ne pouvait manquer de s'élever contre la centralisation à outrance. A l'occasion du recrutement des agrégés des Facultés, on changea le mode de concours, qui était dévolu à chaque Faculté, pour le remplacer par le concours général à Paris; il s'éleva contre ce fait : « J'ai le respect de l'autorité humaine, mais n'en ai pas le culte superstitieux, et sachant qu'elle peut faillir, je suis partisan du droit de remontrance qu'avaient nos ancêtres. Vous me permettrez donc de regretter profondément la mesure et l'insuccès de nos réclamations.

« Je ne veux pas critiquer, Dieu m'en garde, et j'admets volontiers que l'intention qui a dicté l'arrêté était bonne et ne prétendait pas blesser un corps respectable, qui a toujours fait son devoir. Je regrette seulement que la tendance vers l'uniformité (ce vilain masque de l'unité) soit devenu si grand, que l'on éprouve le besoin de tarir toute vie ailleurs qu'à Paris. Après les leçons de ces derniers temps, trouve-t-on donc qu'il y a de grands avantages à tout centraliser dans la capitale? Je ne veux pas revenir sur les motifs qui ont été invoqués dans les rapports présentés par les Facultés de Montpellier et de Nancy, mais j'ajoute qu'il n'est pas bon de n'avoir en France qu'un seul foyer. A mes yeux, la cause première du grand développement des études scientifiques que depuis longtemps on nous signale en Allemagne tient moins aux encouragements des Etats et des villes qu'à l'existence de plusieurs centres universitaires complets, richement dotés et autonomes... L'Université n'est pas concentrée dans une capitale, et les savants y peuvent respirer ailleurs. Les capitales sont la source principale de la faiblesse, de la misère et de la ruine des Empires. Au point de vue intellectuel, elles en sont la mort. »

Béchamp devait être bientôt secondé, il avait un fils nommé Joseph qui suivait dignement les traces de son père. En 1875, il lui fait passer sa thèse de doctorat en médecine, sur les microzymas et leurs fonctions aux différents âges d'un même être. Il trouve qu'ils diffèrent fonctionnellement de l'état fœtal à l'état adulte, et que leur fonction chimique varie aux différents âges dans le même centre organique. On trouve les états intermédiaires entre les microzymas de l'œuf et ceux de l'animal adulte. Il note, par exemple, qu'alors que la matière cérébrale de l'adulte évolue difficilement en bactéries, celle du fœtus évolue d'autant plus facilement qu'il est plus jeune; de même pour le foie. En général le poumon (imprégné par les germes de l'air cependant) évolue difficilement en bactéries, de même que le sang et le cerveau. Le milieu de choix pour ces phénomènes est l'empois d'amidon. Ayant eu à examiner un fœtus macéré dans l'utérus, à l'abri des germes, J. Béchamp constata que ses tissus évoluaient en microzymas simples, ou associés ou en bactéries, et que, malgré l'absence de putréfaction, l'évolution avait commencé dans la matrice.

En 1875, A. Béchamp développe sa théorie au Congrès de l'Association française pour l'avancement des Sciences (Nantes). « Les microzymas, dit-il, sont aux êtres organisés ce que le corps dont l'équivalent est le quart de celui de l'hydrogène est aux corps simples lavoisiériens ». C'est là qu'il développe cette magnifique expérience du petit chat, qui démontre l'hypothèse de l'origine des microzymas géologiques de la craie. Il enterre un petit chat nouveau-né dans du carbonate de chaux chimiquement pur, précipité, créosoté : le tout placé dans un bocal de verre à l'abri des poussières, et où cependant l'aération pouvait se faire. Au bout de sept ans on examine le résultat; les couches supérieures de carbonate de chaux sont intactes, mais où se trouvait le cadavre, les choses changent d'aspect. « Du petit chat il ne restait plus que quelques débris de ses os; tout le reste, même les poils avaient disparu. Le carbonate de chaux, examiné au microscope, avait l'apparence de la craie, sauf les petits cristaux d'aragonite qui s'y voient habituellement. Les microzymas s'y reconnaissaient aisément à leur forme, à leur aspect brillant. C'est une sorte de craie artificielle. » Ainsi, de tout l'organisme, il ne restait comme témoin que la présence des microzymas, de même que les microzymas géologiques des terrains sédimentaires ne sont que les restes des organismes enfouis en eux.

C'est de cette magnifique interprétation des faits que certains auteurs pensent devoir juger ridiculement la théorie de Béchamp; aussi peut-on être étonné que Macé (v. plus haut) qui porte un sem-

blable jugement, ajoute quelques lignes plus loin
(4ᵉ édition) : « Les recherches suivies de Renault
(de 1895 à 1898) démontrent d'une façon indubi-
table la présence fréquente des bactéries dans les
différentes couches géologiques fossilifères, en rapport intime avec les restes de plantes et d'animaux
qu'on y rencontre... Diverses espèces de *micrococcus* paraissent surtout être fréquentes; les formes
bacillaires sont plus rares et semblent ne se rencontrer qu'au milieu des tissus, pour faire penser que
les bacilles n'apparaissent qu'à la fin des fermentations commencées par les microcoques (1)... Les
processus de décomposition actuelle semblent donc
se passer comme ceux d'autrefois. Peut-être même
sont-ils sous la dépendance d'espèces microbiennes
identiques, qui se seraient alors perpétuées dans la
longue série des âges sans subir de modifications. »
Pouvait-on mieux confirmer ce qu'on blâmait quelques lignes plus haut, et qui avait été *mieux* énoncé
et démontré, trente ans auparavant. Singulière critique!

Nous arrivons à une époque qui fut fatale à
l'avenir de Béchamp. L'intervention de l'élément
religieux dans les doctrines scientifiques, si intense
sous l'Empire, fit une recrudescence aux débuts de
la troisième République; nous devons le signaler en
ce travail pour y montrer le rôle de notre savant.
En décembre 1872, Ch. Robin avait été exclu de la
liste du jury par le juge de paix du 6ᵉ arrondisse-
ment de Paris, sous prétexte qu'il ne croyait pas en
Dieu; au prochain cours suivant, qu'il fit à la Faculté
de Médecine, les étudiants le vengèrent en organi-
sant en sa faveur une manifestation sympathique
bruyante. Dupanloup, évêque d'Orléans, envoyait sa
démission de l'Académie française, ne consentant
pas à être le collègue du positiviste Littré; en juin

______

(1) C'est justement l'inverse qui a lieu, le microcoque
étant la forme régressive ou sporulaire (ou le germe) des
bactéries; c'est la bactérie vieillie dans son milieu.

1875, à la Tribune de l'Assemblée nationale, il voulait qu'on poursuivît ceux qui prononçaient des discours transformistes ou qui, en histoire, avaient l'audace de décrire les influences néfastes du christianisme fanatique. La même année, l'abbé de Broglie, aumônier de l'Ecole normale d'instituteurs de la Seine, ne pouvant souffrir Menu de Saint-Mesmin, le directeur, parce qu'il n'était pas pratiquant, le fait révoquer sous prétexte qu'il avait enseigné que « la pensée est une sécrétion du cerveau ».

En 1875 s'organisent, en France, les Facultés catholiques, dont le programme était l'anéantissement des acquisitions de 1789 (omnipotence de l'Eglise, suppression du mariage civil, de la liberté des cultes, rétablissement des provinces, des corporations, des classes sociales, etc.). La formule du serment qu'on imposait aux professeurs de ces universités était l'obéissance absolue au pape et à ses décrets, le rejet des doctrines contraires à celles admises par l'Eglise, etc.

Ce n'était pas seulement en France que l'intolérance religieuse avait tendance à lever la tête, mais en Angleterre, en Belgique. En octobre 1873, à l'Académie de Bruxelles, Van Beneden, faisant un rapport sur un voyage zoologique, eut le malheur de parler des croyances de certaines peuplades et dans une seule phrase bien anodine, de les comparer à la fable de Jonas; deux académiciens, Henry et Gilbert, protestèrent qu'on attaquait leurs convictions religieuses; ils se retirèrent après avoir essayé de déchaîner une discussion. En 1877, les professeurs de l'université de Louvain étaient informés qu'à l'avenir ils auraient à faire précéder leurs leçons d'une invocation au Saint-Esprit, et d'un signe de croix. Cela nous reportait presque en 1640, où Guillaume Duval, nommé doyen de la Faculté de Paris, introduisit l'usage de réciter tous les samedis les litanies de la sainte Vierge, et celles des saints et saintes ayant exercé la médecine.

Nous avons déjà vu que Béchamp avait commencé à mêler quelques questions théologiques à ses conférences ou leçons; ses tendances s'accentuèrent, surtout dans une leçon inaugurale de son Cours de Chimie, ayant pour sujet : l'Origine et l'essence de la matière dans l'état présent de la science. Cette leçon fut publiée dans le journal l'*Univers* (14 et 15 janvier 1876), puis imprimée en brochure par le comité catholique de Montpellier, avec une lettre d'approbation de l'évêque de Montpellier. En 1876, il publie : le Système évolutioniste au regard de la science expérimentale. Il n'en fallait pas plus pour attirer sur lui les regards des évêques militants; on le crut bon à balancer la science officielle, on l'enrégimenta, et en août 1876, les deux Béchamp et Baltus étaient nommés professeurs à la nouvelle faculté catholique de Lille, avec A. Béchamp comme doyen désigné. Si Béchamp était resté à Montpellier, peut-être eut-il réussi à se faire rendre justice?

Sa théorie commençait à avoir des adeptes. Au point de vue médical et biologique, Pasteur en était encore aux premiers vagissements, d'un vague extraordinaire. Béchamp venait d'être nommé membre correspondant de l'Académie de Médecine. Pourquoi abandonna-t-il la Faculté de Montpellier, le service de l'Etat, pour se réfugier en un corps antagoniste? Avait-il eu des déboires à Montpellier? ses dénis de justice avaient-ils commencé à l'aigrir? Mystère !

D'après ce que j'ai pu savoir de ses élèves, Béchamp avait un cœur excellent, mais il était susceptible et intransigeant; *caractère difficile*, disent quelques-uns. L'un d'eux, des plus célèbres aujourd'hui, m'écrivait en 1900 : « Il n'a jamais eu qu'un tort : il n'a pas été assez pratique et, tout en restant ferme sur les principes, assez conciliant avec les personnes. Ses idées rapprochées de celles de Pasteur au lieu de leur être opposées auraient été mieux accueillies, plus aimablement discutées et moins

volées. Même avec les plus grandes découvertes, il
ne faut pas négliger les chaînons qui les rattachent
aux découvertes des autres. Nul n'est le détenteur
exclusif de la vérité. » C'est très vrai, mais Pasteur
fut-il conciliant? Depuis son accident cérébral de
1868, son caractère était devenu des plus irritables
et injuste envers ses adversaires; il suffit, pour s'en
convaincre, de suivre au jour le jour ses discussions,
dans *tous* les recueils scientifiques du temps; il réussit parce qu'il était normalien, membre de l'Institut,
souple et politique, aussi bien avec ses collègues de
l'Académie qui pouvaient le servir, et avec les savants officiels, tout en étant posé comme le défenseur des saines doctrines catholiques.

Il réussit surtout parce qu'il était accapareur et
arriviste, et avait su former autour de lui un groupe
de jeunes avides de gloire, éclos aux rayons du
nouveau soleil. Pour être juste, il faut dire que ce
sont ses élèves qui l'ont en grande partie poussé dans
cette voie.

Béchamp, autant que j'ai pu le juger par ses œu-
vres, par les dires de ses élèves, les faits et les rares
relations que j'ai eues avec lui (elles furent plutôt
épistolaires), était un homme d'une foi chrétienne
inébranlable, rempli d'amour pour la science, et, se
croyant dans la seule voie vraiment scientifique,
d'un entêtement remarquable, sans transigeance.
Ses déboires doivent l'absoudre. Toujours est-il
qu'en 1876, pour l'opposition cléricale, Béchamp, bon
cœur et mauvais caractère, semblait être le mousque-
taire du parti. C'est bien ainsi, je crois, qu'il le vit;
il crut combattre pour la foi et la science, sans
arrière-pensée, sans se douter que la création de ces
nouvelles facultés n'était pas un acte scientifique,
mais purement politique. Il ne devait pas tarder à
s'en apercevoir; n'ayant pas la souplesse voulue, il
fut vite mis à l'écart, même à l'Index; Pasteur avait
encore des relations dans le monde influent du
catholicisme lillois, Béchamp ne fut doyen que de

nom. Je n'ai jamais su le fin mot de l'histoire; le peu que je sais, et qui n'est pas à négliger en la question, est épars dans quelques lettres qu'il m'écrivit à partir de 1900. (Je ne l'ai connu qu'en 1899, après avoir écrit un panégyrique sur lui, sans avoir été son élève.)

A propos des exemplaires des deux derniers ouvrages cités plus haut, que Béchamp m'envoyait le 25 janvier 1900, il m'écrivait : « C'est qu'ils sont ce qui a appelé l'attention des cléricaux sur moi et qui, hélas! les a incités à me demander d'aller les aider à Lille. Si, dans la lettre à *l'Univers,* touchant la leçon sur l'origine de la matière, j'ai considéré la théologie comme une science maîtresse, et les théologiens, par conséquent, comme des maîtres, c'est que j'avais encore les illusions que le clergé de l'Université catholique de Lille s'est chargé de me faire perdre à jamais, lorsque le Recteur de cette Université a voulu mettre le livre sur les Microzymas à l'Index, comme matérialiste. Tenez donc comme une sottise de ma part l'affirmation de ma lettre à *l'Univers.* Je suis resté chrétien aussi complètement que possible, mais plus du tout convaincu que les théologiens aiment la science pour la science. Il est ainsi avéré que, tenant l'Évangile pour vrai, je tiens, comme Galilée et Lavoisier, pour certain que l'étude désintéressée et approfondie de la nature est la seule voie capable de conduire à la connaissance des choses qu'il nous est donné de connaître. »

Cependant, Béchamp avait fait un discours à l'Assemblée générale des Comités catholiques du Nord et du Pas-de-Calais, tenue à Lille du 16 au 19 novembre 1876, sur l'état présent des rapports de la science et de la religion, au sujet de l'origine des êtres organisés, qui aurait dû contenter les plus orthodoxes. « On s'est demandé, Messieurs, s'il y a une science chrétienne! Pour nous, la réponse ne saurait être douteuse, car nous savons que toute science procède du Verbe, du Verbe qui « est la vraie lumière qui éclaire tout homme venant en ce monde »! Mais, hélas! tout le monde, chez nous et en Europe, ne croit plus à cette nécessaire vérité. Bien mieux, il y a des savants qui prétendent la ruiner par la science même; ils osent soutenir que nous sommes les ennemis de la science! nous! qui l'avons fondée!!... ils nous disent, avec audace : « Vous n'êtes pas libres, vous êtes enserrés dans les bornes inflexibles de l'orthodoxie, vous n'avez pas l'indépéndance nécessaire à la recherche du vrai; vous avez peur de la vérité et, par conséquent, de la science qui en est l'expression. » Oui, voilà ce que ne craignent pas d'affirmer certains savants! Je voudrais avoir la puissance de faire toucher du doigt ce que cette affirmation a de monstrueusement faux. »

L'Université catholique, en quelques années, se chargea de faire revenir Béchamp de sa confiance; nous y reviendrons, mais signalons un passage que plus tard on tiendra comme matérialiste : « Je ne sais pas s'il y a une force vitale (qui préexiste aux organes et leur donne des propriétés qui ne sont pas celles de la matière brute, mais bien des propriétés spéciales aux êtres vivants et qui sont prêtées à la matière organisée pour un temps déterminé que les conditions de milieu prolongent ou raccourcissent). Non, je ne sais pas cela et n'en ai pas besoin. Mais je sais, à n'en pas douter, qu'au point de vue chimique et aussi physiologique, un végétal, un animal, l'homme lui-même, sont des appareils qui ont en eux-mêmes le germe de leur reproduction spécifique et dans lesquels la matière organique, par un phénomène appelé de nutrition, selon les lois de la chimie, se forme par synthèse ou se détruit par analyse. » Les vitalistes, qui forment encore une école nombreuse, ne devaient pas lui pardonner ce passage, et, par leur influence, firent passer Béchamp pour matérialiste aux yeux des cléricaux, bien qu'il eût ajouté : « Dieu, en construisant ces appareils, les a doués de propriétés et de fonctions spéciales. »

Voilà donc Béchamp à Lille; au début tout va bien, les travaux continuent; nous le voyons, dans une conférence faite à Bruxelles en octobre 1877 (Annales de la Société scientifique de Bruxelles, 1878), recommencer l'historique de la doctrine des microzymas qu'il a démontrés comme formés d'une matière albuminoïde et d'une substance analogue au ligneux. La bactérie et le microzyma, dont elle est fille, possèdent la même activité chimique; les bactéries possèdent la fonction des microzymas qui les ont engendrées. Les zymases, loin d'être des ferments, sont des agents chimiques qui peuvent être suppléés par d'autres agents purement chimiques, tels que l'acide sulfurique, par exemple, ou la potasse, ou le chlorure de zinc, etc., que personne ne s'avise d'appeler des ferments; les zymases sont toujours produites par des êtres organisés. Il ajoute un paragraphe qui ne devait pas plaire aux théologiens. « Il est indifférent pour le chrétien de croire ou de ne pas croire à la génération spontanée. Tout le moyen âge, saint Thomas d'Aquin lui-même, a cru à ce mode de génération. Ce n'est pas du tout une doctrine condamnée. Il suffit d'admettre que Dieu, en créant la matière, l'a douée de propriétés qui l'ont faite capable d'engendrer les êtres organisés, par évolution ou autrement. La question est de savoir si c'est là une vérité d'ordre expérimental et si la matière d'aujourd'hui possède d'autre propriétés que celle d'autrefois. »

Joseph Béchamp et Baltus entreprennent des séries d'expériences sur les injections intra-veineuses (C. R. et Annal. de phys. et chimie, etc., du tome LXXXVIII au tome XCII), pour comparer les effets du lait, des diverses matières albuminoïdes, des ferments solubles et des microzymas de diverses origines; ils ouvrent une voie fécondée plus tard par les pastoriens. Ils remarquent que les matières albuminoïdes, même en grande quantité (pourvu que l'élimination émonctoriale puisse se faire), ne sont nullement nocives; mais avec les ferments solubles, les accidents sont graves et fonctionnels (diastase, pancréazymase, etc.), sans qu'on puisse en ce cas invoquer le processus embolique. Avec les microzymas issus de l'organisme, les effets varient; ceux du foie sont presque inoffensifs, ceux du pancréas, au contraire, sont toxiques, amènent la mort à la dose d'un milligramme par kilogramme d'animal; c'est le résultat de leur action de ferments organisés, car si on leur fait digérer de la fibrine, et que l'on injecte à dose égale le mélange des microzymas et bactéries qui en résulte, on ne produit plus d'accidents, ils ont épuisé leur faculté digestive. Les expériences lèvent aussi les objections à une action mécanique d'ordre embolie.

C'est en 1878 que Pasteur et Joubert commençaient leurs essais; ils pensèrent que les injections de microbes agissent soit mécaniquement, soit par *soustraction* de l'oxygène du sang. Nous avons vu qu'en 1867 (Circulation du carbone) Béchamp soupçonnait à peine les microzymas du corps vivant, mais connaissait les microzymas (micrococcus) des divers milieux, et avait tendance à la théorie parasitaire, admettant que les maladies infectieuses pouvaient être produites par les organismes ferments, introduisant dans le milieu organique leurs zymases et leurs produits de désassimilation. Les microzymas agissaient donc par *addition* de produits nocifs dans l'organisme. Le mode d'autogenèse des microzymas ne lui fit que confirmer ces opinions, comme nous l'avons vu.

Or, en 1878, Toussaint, puis Chauveau, un peu plus tard, certainement influencés par les travaux de Béchamp, soutinrent contre Pasteur la théorie de l'addition. L'action nocive des microbes était due aux produits solubles sécrétés par eux; à une diastase probablement. Pasteur nia le fait et soutint sa théorie de la soustraction; il ne se rendit à l'opinion de Chauveau qu'en janvier 1887. Lorsqu'Arloing (mai et juin 1888, Acad. d. Sc.) *découvrait* la nature diastasique des produits toxiques des microbes, on aurait

pu lui objecter qu'il ne découvrait rien du tout, le
fait ayant été prouvé depuis longtemps par Béchamp
et ses élèves, qui continuaient la liste de leurs travaux et publications pour élucider toutes les phases
de la vie physiologique ou pathologique.

Le public médical ou chimique n'aurait guère pu
avoir à l'époque, une bonne idée sur les zymases en
se reportant à un ouvrage répandu, le dictionnaire
de chimie de Wurtz, qui, en 1878, en quelques lignes,
confondait microzymas et zymases, producteurs et
produits, et concluait : « Ces diverses transformations paraissent avoir été bien étudiées; mais leur
mécanisme et l'existence elle-même des ferments
auxquels A. Béchamp a donné le nom de *zymases*
restent fort douteux ». Cet article où l'on écrivait
mycrozymas au lieu de microzymas, était conçu
dans un esprit désastreux; il n'était pas signé, mais
on savait qu'il était d'Armand Gautier, ancien *élève
et préparateur* de Béchamp, que celui-ci avait ren-
voyé. Je m'abstiendrai donc de juger le fait et l'intention, qui n'ont pas été réparés dans les supplé-
ments édités ensuite. Je dirai seulement que le même
auteur, en 1873, avait fait, à l'Académie des Sciences,
une réclamation contre Béchamp, à propos de la découverte d'albuminoïdes; réclamation peu fondée et
peu courtoise; ce ne fut d'ailleurs pas leur dernière
querelle.

En 1881, Béchamp complétant ses travaux sur les
matières albuminoïdes, suite de ceux de 1856, 1870
et 1873, présentait à l'Académie des Sciences un mémoire sur les matières albuminoïdes, où il démontrait que dans tous les liquides albumineux de l'économie existent un ferment soluble et des ferments
figurés. Cette même année, il intervient à l'Académie
de Médecine, dans les discussions sur les ptomaïnes
(du rôle des microzymas dans la formation des ptomaïnes 10 mai), sur les fonctions du pancréas, qu'il
étudie d'une nouvelle façon (sur les propriétés et
les fonctions des microzymas pancréatiques, 17 mai

1880), sur les ferments et fermentations de l'urine au point de vue physiologique et pathologique (31 mai). En 1882, c'est la grande discussion sur l'estomac. A cette question : L'estomac se digère-t-il, Béchamp répond par une grande étude sur les microzymas des glandes stomacales et leur pouvoir digestif, où il se trouve encore en conflit avec A. Gautier. (V. *Bulletin Acad. de méd.*).

Brown-Séquard, directeur des *Archives de Physiologie normale et pathologique*, qui avait suivi Béchamp dès ses débuts, lui ouvre les colonnes de son journal pour l'exposition de ses idées. Béchamp y commence une série d'articles (1882) bientôt arrêtée. Pourquoi? La réponse se trouve en une lettre que Béchamp m'écrivait le 7 mai 1900 : « Laissez-moi vous dire que si mes articles ont cessé de paraître, c'est que, malgré Brown-Séquard, Vulpian et Charcot ne l'ont pas voulu. » Ces deux savants étaient directeurs au même titre, et ils subissaient l'influence de Pasteur.

En 1881, en effet, la lutte entre Pasteur et Béchamp, qui s'était bornée à des réclamations de priorité, jusqu'alors, prit un certain caractère d'acuité, à la suite du Congrès général de Médecine de Londres. Avant que Béchamp eût parlé, Pasteur en le citant disait que, « s'il y avait quelque chose d'exact en sa manière de voir, il ne l'avait conçu qu'en s'assimilant ses travaux et modifiant ses idées d'après les siennes ». On ne pouvait travestir plus impunément la vérité, comme cette étude en est la preuve. Aussi ne blâmerons-nous pas Béchamp de s'être élevé avec indignation et colère contre une telle imputation, et d'avoir porté un défi à Pasteur qui, loin d'y répondre, s'empressa de quitter la séance. Il paraît que le *Times* du 8 août 1881 a relaté cet incident.

Béchamp, jusqu'alors pouvait dire ce qu'il répéta en 1892 à l'Académie de Médecine : « La vérité est que je n'ai jamais attaqué M. Pasteur, pas plus que je n'ai attaqué M. Armand Gautier. Par caractère et par

goût, je ne suis point polémiste; je me suis borné à
me défendre contre leurs attaques et, à l'occasion,
réclamant comme miens les idées et les faits qu'ils
tentaient d'usurper. » (Microzymas et microbes,
Paris, 1893, p. xix.) Il avait raison de dire en 1883 :
« M. Pasteur sait prendre soin de sa gloire; on ne
pourra pas dire de lui « qu'il n'était point de ceux
qui savent aider à leur propre réputation et qui ont
l'art de suggérer tout bas à la renommée ce qu'ils
veulent qu'elle répète tout haut avec ses cent bou-
ches ». Je ne l'en blâme point, à la condition que ce
ne soit pas au détriment de la réputation d'autrui. »
(Les Microzymas, 1883, p. viii.). A partir de ce moment, Béchamp, aigri par les injustices continuelles,
traita Pasteur de plagiaire et se considéra comme
volé. Il m'a raconté, un jour, que des intermédiaires
haut placés, de l'Institut, de l'Académie de Médecine, lui avaient conseillé en douceur de faire des
concessions, de s'atteler à l'école de Pasteur et de
marcher en commun avec lui, lui assurant ainsi
justice pour son labeur; Béchamp ne transigeait
jamais, trouvant incompatible avec la vérité scientifique, la confusion entre microzymas et microbes,
puisque le point d'origine est la grande base de sa
théorie. Il fut donc mis à l'index. Ne trouvant plus
d'organe scientifique pour propager ses idées, il
édita en 1883 son gros volume des Microzymas. Là
encore, des influences occultes entravèrent la divul-
gation; l'éditeur ne brocha même point les volumes
et la vente fut presque nulle. Quand l'éditeur Chamalet reprit l'ouvrage, en 1889, il était trop tard.
Dès cette époque, on ne discuta plus avec lui, on
n'entreprit pas la controverse fertile à la science et
d'où sort quelquefois la lumière. Il était justifié de
dire en 1893 : « Mais cet aveu, de M. Armand Gautier, que l'on fait systématiquement le silence autour de ce qui touche à la théorie du microzyma
mérite d'être relevé. C'est un procédé que l'on
appelle vulgairement *la conspiration du silence;*

procédé plus raffiné que celui du Tribunal de l'In-
quisition. En effet, ce tribunal publiait au moins la
vérité qu'il qualifiait d'erreur et qu'il condamnait
comme telle, peut-être sans la comprendre. La
« Conspiration du silence » est bien autrement
atroce ou dangereuse, car elle étouffe la vérité dans
son germe, en lui refusant la chaleur vivifiante de la
publicité et de la discussion. » (Lettre à l'Académie
de médecine, 3 janvier.) Il rééditait, sans s'en douter, une ancienne critique d'Amédée Latour (Union
médicale) : « Un esprit chagrin pourrait dire que
les corps savants n'ont fait que changer le mode
d'exécution des travailleurs. Autrefois, ils étran-
glaient avec le cordon du rapport; aujourd'hui ils les
étouffent sous le matelas du silence. Il en est qui
préfèrent la strangulation. »

Béchamp aurait pu généraliser à toutes les sociétés scientifiques cette pensée de De Lanessan :
« L'Académie des Sciences! mais c'est la compa-
gnie de Jésus de notre société scientifique! » (in
Revue internationale des Sciences, 15 février 1879.)

Ses idées n'avaient pas été tout à fait perdues.
Jousset de Bellesmes (Notes et Souvenirs sur Cl.
Bernard, in *Rev. internat. des sc. biol.*, 1882, II,
p. 442) dit : « Le microbe, lorsqu'il existe réellement,
n'est qu'un épiphénomène, et ce ne serait pas trop
s'avancer que de prétendre qu'aucun élément nouveau n'intervient ni dans la variole, ni dans la
scarlatine, ni dans le tubercule, mais qu'il ne se fait
dans ce cas que des exagérations, des proliférations
d'éléments normaux qui, sous l'influence de conditions tout à fait obscures, évoluent d'une manière
tout à fait inusitée. »

En 1882, les idées parasitaires gagnaient, la découverte du bacille de Koch sembla leur fournir un
appoint. Nous avons vu que dès 1868 Béchamp et
Estor avaient signalé l'évolution des granulations
cellulaires dans le tubercule. Aussi, en 1883, *Bouchardat*, reprenant à l'Académie de Médecine la

théorie microzymienne, disait au sujet de la phtisie:
« Les cellules ne sont plus soumises à leurs conditions normales d'existence; elles s'isolent du grand
tout qui constitue l'agrégat humain; elles ont une
vie à part, comme des parasites, dans les vaisseaux,
dans les organes qu'elles ont envahis. Ces conditions
nouvelles développent en elles des formes, des aptitudes nouvelles. Dans cette lutte pour la vie avec les
organismes divers du sang et des tissus, leur puissance individuelle s'est accrue; elles constituent les
parasites que M. Koch a découverts, qui ne viennent
pas du dehors, mais qui sont produits par la transformation d'organites dont les conditions ont
changé. »

D'autres aussi, plus tard, ont soutenu l'opinion que
le bacille de Koch, n'était qu'un produit évolutif.
Dimitropol (Nature intime de la phtisie pulmonaire.
Bucarest, 1898) écrit : « Ne deviennent scrofuleux ou
phtisiques, que les individus dont l'organisme est
pauvre — par innéité ou accidentellement — en éléments organiques et chimiques, le bacille de Koch
n'étant pour rien dans l'étiologie de la phtisie pulmonaire...... » « On sait que les cellules épithélioïdes
disparaissent au fur et à mesure que les bacilles
deviennent nombreux. Cette coïncidence entre la disparition des cellules épithélioïdes et l'augmentation
du nombre des bacilles, ne vient-elle pas à l'appui de
notre opinion : à savoir, que les bacilles de Koch ne
seraient que le résultat de la désagrégation ou plutôt
de la fonte des cellules tombées en dégénérescence?
(p. 23). »

Un certain Dr E. D. (*Indépendance médicale*,
26 juillet 1899) écrivait aussi : « le microbe n'existe
pas en tant que microbe et individualité pure... il est
une simple parcelle de la substance organique
vivante, qui se différencie, qui se désagrège ou se
conglomère anormalement, — et staphylocoque,
streptocoque ou bacille de Koch sont la même
chose, mais sous des aspects différents, dans des

conditions différentes et spéciales pour chaque cas... Sous certaines influences, d'après certaines règles que l'expérience définira, car la nature n'agit pas au hasard, la cellule ne se développe plus normalement, et ses différentes parties, libres mais vivantes encore, puisqu'elles sont formées de protoplasma, produiront ce que l'on voit sous le microscope et que l'on a dénommé le microbe qui, à son tour, pourra se reproduire sous cette forme secondaire. »

Si j'anticipe sur l'ordre chronologique, à propos du bacille de Koch, c'est que cette découverte a été pour beaucoup dans la marche des doctrines parasitaires, et en a semblé la meilleure base. Mais c'est aussi par ce côté que périra la doctrine, car les découvertes des bactériologues sur le rôle et la nature des bacilles acidophiles commencent la ruine. Aussi, me semble-t-il à propos de compléter ce que j'ai écrit antérieurement sur ce sujet, en indiquant où m'ont conduit mes observations et mes expériences.

Des produits nettement tuberculeux (granulation miliaire *transparente,* fongosités articulaires, etc.) ne renferment pas de bacilles de Koch. Si on les inocule à un lapin, à un cobaye, on constate, en examinant à différentes époques, les produits d'inoculation, le passage par tous les états que nous décrirons plus loin, de l'état granuleux à l'état bacille de Koch. Si l'on cultive les granulations miliaires transparentes, incluses dans de la paraffine stérilisée et placées à l'étuve, ou dans l'empois d'amidon, on obtient des évolutions semblables; et ces évolutions sont semblables à celles que l'on observe directement dans les éléments du tubercule pulmonaire à divers stades d'accroissement et de destruction.

La première modification de la cellule est le passage à l'état granuleux, mais les granules prennent mal les matières colorantes, la réaction de Ziehl ne met rien en évidence. Un peu plus tard, les granulations se colorent mieux, mais ne conservent pas encore le Ziehl. Puis vient un stade, où le Ziehl ne se fixe que sur des formes cocci, puis diplococci, ou même en zooglée (tuberculose de Malassez, qui est un stade spécial); enfin paraît la forme bacillaire granuleuse de Koch, et les formes mycosiques quelquefois. Donc il est évident que le bacille de Koch n'est que le résultat de l'évolution d'un microzyma devenu morbide; de plus, on ne le trouve dans la nature nulle part que dans des produits issus de l'individu tuberculeux; il n'a pas une vie spéciale, ce n'est pas une espèce. Mais si la tuberculose est une maladie autogène, spontanée dans la plupart des cas, le bacille de Koch peut avoir une influence sur un autre être prédisposé; il agit, comme je l'ai montré dans le *Transformisme Médical,* comme un cristal dans une solution sursaturée; on peut devenir tuberculeux sans lui, mais chez les individus qui ont tendance à le devenir, il accélère le processus; chez les autres, il ne produit rien, à moins d'être injecté à *dose massive,* et dans ce cas, il agit comme un fragment de cristal dans une *simple* solution saline.

Ceci dit, reprenons notre ordre chronologique.

J. Pelletan écrivait (*Journal de Micrographie,* avril 1885) : « Mais il n'y a, à cette question, que deux solutions possibles, et elles touchent à des points de doctrine des plus abstrus.

« Ou bien ils préexistent (les bacilles pathogènes), eux ou leurs germes, créés de toute éternité et voguent depuis lors par le monde à la recherche de milieux convenables pour s'y développer : *Quœrentes quem devorent;* ou bien ils se forment sur place quand les circonstances ambiantes favorables à leur formation et à leur développement viennent à se produire.

« Dans le premier cas, ces germes errants depuis des centaines de mille ans nous rappellent ces pauvres spores du champignon du marc de café, sur la destinée desquelles s'apitoyait si gaiement Adrien de Jussieu (1). Et, après tout, cette idée paraît suffisamment absurde pour que beaucoup de « bons esprits » y puissent croire : *Credunt quia absurdum.* Malheureusement, cela semble une solution, mais ce n'en est pas une : à l'origine de ces centaines de mille ans, de quelle spore, de quel œuf, de quel parent sont sortis ces microbes? Ont-ils été créés par Dieu lui-même dans un des six jours de la création? S'il en est ainsi, il n'y a plus rien à dire : ce n'est plus de la science, c'est du dogme, et les mystères ne se discutent pas.

« Mais si, au contraire, on admet qu'ils se sont formés sur place au fur et à mesure que se sont produites les circonstances nécessaires et suffisantes à leur formation, cela nous conduit forcément à ce dilemme : ou bien ils se sont formés tout seuls, de toutes pièces, indépendamment de tout être antérieur — et c'est la génération spontanée — ou bien ils se sont constitués par l'évolution, dans de certaines directions, de corpuscules qui faisaient antérieurement partie de corps déjà vivants, à la vie desquels ils participaient et qu'ils ont abandonnés, par suite de la transformation, mort ou maladie, de ces corps eux-mêmes. Ils sont devenus indépendants, acquérant un degré de perfectionnement et évoluant sous des formes diverses, suivant les conditions et les milieux dans lesquels s'est accompli leur affranchissement. C'est la doctrine que MM. Béchamp et Estor soutiennent avec tant de talent. »

Plus loin, après avoir esquissé la théorie du microzyma, il ajoute : « Quoi de plus logique que cette explication? Qu'a-t-elle de si contraire aux idées

---

(1) A. de Jussieu parlait d'un champignon qui ne pousse panspermie, il méditait sur les tristes pérégrinations de la *absolument* que sur le marc de café; pour se moquer de la spore qui, depuis la création du monde, attendait que les moines eussent eu l'idée de griller et moudre les grains de café, de jeter le marc par la fenêtre afin de lui offrir un milieu convenable à son développement.

(généralement admises) pour rencontrer, sinon tant d'opposition, au moins tant d'indifférence? Tout le monde admet la sporulation; qu'est-ce donc qu'une spore, si ce n'est qu'une granulation protoplasmique qui s'enkyste, se sépare de la cellule mère pour aller évoluer, indépendante, et former un être souvent très différent de celui dont elle faisait naguère partie? « N'est-ce pas de l'évolution d'un grain de protoplasma qui est la tête d'un spermatozoïde, combiné avec un autre grain, qui est un noyau d'œuf, que se forment un homme de génie, un imbécile — ou un académicien — lequel n'est quelquefois ni l'un ni l'autre? »

Des sorties de cette espèce ne plaisaient pas en haut lieu, et Pelletan se vit supprimer une subvention à son intéressant journal. C'est ainsi que l'on entendait la liberté de discussion en 1885. Notre auteur s'écriait donc, en avril 1886 : « Or, certains journaux, des meilleurs et des plus sérieux, ont traité de détraqués, de ratés, de fruits secs, de fausses couches, ceux qui n'admiraient pas Pasteur. L'adoration de M. Pasteur est devenue une question de patriotisme. Ceux qui n'adorent pas le fléau des lapins sont des Prussiens ! ! Et c'est un journal qui blague le patriotisme de M. Déroulède qui s'abaisse à ce degré d'insanité. » Ceux qui n'ont pas étudié le mouvement scientifique, pièces en mains, ne peuvent se rendre compte de l'ignoble campagne contre ceux qui ne pensaient pas comme l'école pastorienne; et lorsque quelques-uns des adversaires ripostaient du tac au tac, on les traitait de blasphémateurs, calomniateurs, vendus, etc. C'est une curieuse étude que celle, faite dans les documents au jour le jour, des discussions pastoriennes.

Nous trouvons aussi un matérialiste, Jacolliot, qui a su comprendre la théorie du microzyma, de l'atome vital, l'élément organisé primordial, à la base de tout ce qui vit. Cet auteur n'est pas seulement le romancier connu du public, c'est un philosophe, qui a vécu longtemps dans l'Inde et a étudié sa religion et sa littérature qu'il a comparées avec les autres; il a publié des livres qui valent, en mythologie, ceux de bien des membres de l'Institut, en ce milieu hypothétique. Il avait eu, de plus, une idée merveilleuse, celle d'une histoire universelle partant de la formation des mondes, étudiant les premières religions et civilisations et arrivant graduellement à notre époque en déroulant l'évolution de l'esprit et du progrès humain. A ma connaissance, de cette vaste œuvre, il n'est sorti que les deux volumes sur les origines de la terre et de ses habitants, où se trouve développée une conception de la théorie microzymienne. Je ne vais donc donner que l'opinion finale de Jacolliot, qui fait une suite à notre histoire et indique une des causes du mutisme des pastoriens. « Elle ne bat pas simplement en brèche tel ou tel système : elle les renverse tous. C'est un monceau de ruines dans lequel s'effondrent, pêlemêle, la Génération de Pouchet, la théorie du protoplasma, le système de M. Pasteur, la Monère de Hœckel, le Blastème de Ch. Robin, etc. De pareils adversaires ne peuvent se rendre sans combat, et puis d'ailleurs, quand un homme a donné sa mesure dans la science, quand son œuvre, dominant son siècle, est considérée, pour ainsi dire, comme une étape du progrès, vous ne pouvez point lui demander de renverser de ses propres mains l'édifice qu'il a élevé. Chef d'école, comment voulez-vous qu'il renie son enseignement? Des centaines de volumes ont été écrits par une pléiade de disciples sous son inspiration scientifique : comptez-vous que cette armée ne défendra pas l'œuvre du maître, pour soutenir la sienne propre?

« Allez donc dire à M. Pasteur, par exemple : votre science, votre sagacité ont touché au génie, vos admirables travaux ont rendu d'inappréciables services, mais vous vous êtes trompé dans les conclusions que vous avez cru pouvoir en déduire. La nature n'a pas créé primitivement des germes vivants morbides, exprès pour rendre malades les hommes et les animaux; le microbe de la fièvre typhoïde, du choléra, de la fièvre jaune, etc., n'existe pas. Ce que l'on prend pour des parasites, dans les maladies étudiées comme parasitaires, ne sont que les formes évolutives des microzymas normaux des divers centres d'organisation donnés, qui peuvent transmettre la maladie née de l'organisme sous les influences que les nosologistes savent spécifier. En fait, jamais on n'a pu communiquer une maladie caractérisée : fièvre typhoïde, variole, syphilis, en prenant un microbe dans l'atmosphère, ce qui est la négation du système des parasitistes. Bref, le microzyma morbide est le fruit de la maladie, qui, elle, est spontanée à l'origine et non pas produite par un microbe donné, créé originellement morbide. »

Non seulement Béchamp était mis à l'index de la science officielle, mais il allait être persécuté par ceux auxquels il avait tout sacrifié. A l'Institut Catholique de Lille, Béchamp devient un impedimentum; n'étant pas du côté du plus fort, il n'est plus bon à rien, puisqu'il ne balance plus la science officielle. Pasteur est de l'Institut, de l'Académie française, refuge des cardinaux et des réactionnaires; son influence est grande à l'Institut catholique de Lille. N'est-il pas plus conforme d'admettre, strictement, comme le disent les écritures saintes, que chaque espèce microbienne a été créée originellement spécifique? L'atome vital, le microzyma ne ramène-t-il pas à l'hétérogénie? Cette théorie de Béchamp, que viennent soutenir certains matérialistes et évolutionistes, ne sent-elle pas le soufre? Il n'en fallait pas tant pour essayer l'élimination du gêneur. On l'accusa de matérialisme. Pour juger la question, je vais relater un passage d'une lettre qu'il m'écrivait le 11 mai 1900 :

« J'ai combattu le système évolutioniste, et j'ai admis la création de la matière *ex nihilo*. Vous vous proclamez matérialiste et évolutioniste, et cela est logique; je n'y trouve rien à redire; si la matière existe par elle-même, l'évolutionisme et le transformisme sont fatals. En admettant la création de la matière *ex nihilo* et en combattant l'évolutionisme comme je l'ai fait, j'ai été logique aussi; car Celui qui a pu créer la matière a dû savoir s'en servir. *S'en servir* pour en faire *quelque chose* que nous sommes bien obligés de distinguer *comme vivant;* et il n'y a pas eu évolution, mais nouvelle création, qui subsiste et se perpétue.

« Voyons les choses avec sérénité et sincérité. Pour vous comme pour moi l'existence de la matière est *un fait premier,* que nous sommes obligés d'admettre, sans le comprendre! Savons-nous seulement ce que c'est que la *matière?* En fait, nous n'en savons que ce que Lavoisier nous en a appris, et ce qu'il nous en a appris les chimistes depuis 120 ans ne font que le confirmer. Or les corps simples sont tous minéraux et les combinaisons chimiques qu'ils peuvent produire sont nécessairement minérales : il n'existe pas de composé chimique méritant d'être appelé *matière organique.*

« Cela posé : c'est pourtant de ces composés chimiques minéraux variés que les microzymas vivants, par qui les éléments anatomiques et le tout d'un organisme sont constitués vivants, sont formés. Par conséquent, vous le voyez, sans être évolutioniste, je peux être réputé matérialiste comme vous, car je n'ai jamais dit que la vie d'un microzyma, la vie en général « est un principe émané de Dieu », ainsi que vous me dites que je l'admets. Non, mon cher ami, je n'ai jamais dit cela, car si je l'avais dit, le pauvre docteur Vittaut ne m'aurait pas accusé d'enseigner le matérialisme. Ce que l'on appelle *la vie* n'est point une propriété spéciale de la matière, mais elle est *liée à la matière dans l'organisation* et, pour tout dire, elle est une propriété d'éléments anatomiques, ou, comme disait Bichat, une propriété de tissu. Il n'y a pas *la vie,* il y a les *activités spéciales* des diverses espèces de microzymas, et les activités que les microzymas communiquent aux tissus, et qui diffèrent selon qu'ils sont libres ou qu'ils fonctionnent dans les tissus, etc...

« Quoi qu'il en soit des opinions particulières, tenons bon pour les faits bien constatés et considérés sous toutes les faces; tâchez de les interpréter sans parti pris, avec désintéressement, avec la certitude que la vérité même philosophique éclatera un jour.

« Pour moi, je suis tranquille sur l'avenir de la théorie microzymienne. Il a fallu 80 ans après la mort de Lavoisier pour que Berthelot commençât à le comprendre et à le louer? Mais Dumas n'y avait pas mis tant de temps. Je ne peux que répéter ce que j'ai dit : la théorie microzymienne constitue la base de la médecine comme la théorie de Lavoisier est devenue la base de la chimie : aussi pour la dignité de la Science continuez votre œuvre.

« A vous de tout cœur.

« A. Béchamp. »

Je ne connais rien des faits qui se sont passés à l'Institut catholique de Lille, personne n'a voulu me renseigner. Je me bornerai donc à citer les passages d'une lettre envoyée par Béchamp au docteur Vittaut, au sujet d'une publication de celui-ci intitulée « question scientifico-religieuse » qui m'est inconnue. Béchamp me l'avait envoyée, avec la copie de cette lettre; je n'ai pas reçu la brochure. La lettre jette un peu de jour sur cette question. Voici ce que dit Béchamp :

« Pour rendre hommage à la vérité, permettez-moi de vous dire aussi que j'ai connu des matérialistes et de ceux qui se disent athées, qui étaient pleins de droiture et d'honnêteté et que, dans le même temps, j'ai connu à l'Université catholique de Lille des cardinaux, des archevêques, des évêques, des prêtres et des catholiques laïques qui étaient à la fois sans droiture et sans honnêteté. Et si, malgré leurs méfaits, dont j'ai été victime, je suis resté fidèle à Jésus, c'est que je me suis souvenu que les Pharisiens sont assis sur la chaire de Moïse et que parmi les douze il y avait Judas!...

« En finissant, laissez-moi vous dire que votre assertion, selon laquelle j'aurais mérité d'être disgracié par les chefs de l'Université catholique de Lille comme enseignant le matérialisme, est absolument fausse. Non, M. le D^r, on ne m'a « pas obligé à me retirer », *on m'a expulsé*, non pour cause de matérialisme, mais à cause de la dignité de ma conduite : je n'étais pas docile, voulant qu'on respectât les engagements que j'avais exigés dans l'intérêt de la Science et de l'Enseignement. Ils ont violé les traités et je leur ai fait un procès qu'ils n'ont pas laissé plaider. Il y a pourtant un peu de vrai dans votre fable. Pasteur voulait faire croire qu'en tenant le microzyma pour anatomiquement vivant (lorsqu'il n'eut pas réussi à s'en faire attribuer la découverte) j'étais matérialiste; mais il y a mieux; c'est vous-même, dans certaine lettre que vous m'écriviez après un dîner à Passy, qui avez imaginé la fable, me disant que *les croyants* étaient de votre avis. Je n'ai donc pas été surpris que, peu de temps après, la *Gazette de France* enfourchât le même dada, et que, dans le même temps, un méchant prêtre qu'on avait fait Recteur de l'Université catholique et Monsignorisé, ait essayé de nommer une commission de théologiens pour faire mettre le livre des Microzymas à l'Index. Ah! si nous avions été au temps de Galilée, de Savonarole et surtout de Jeanne d'Arc, comme le méchant Monsignor aurait bâti là-dessus un joli procès d'hérésie qui m'aurait conduit au bûcher !

« Je finis là-dessus, M. le D^r, en vous donnant quand même la main, mais en priant Dieu de vous inspirer le désir de mieux connaître avant de condamner. Signé : A. Béchamp. »

C'est aussi le désir que je forme au sujet de la théorie microzymienne.

Les déboires de Lille retentirent douloureusement dans la famille de Béchamp, et les chagrins activèrent certainement la maladie de son fils, Joseph, qui mourut bientôt après de phtisie galopante, enlevant au père, dans ses affections, un défenseur de premier ordre capable de tenir tête aux savants officiels.

Après avoir secoué la poussière de ses sandales à la porte de l'Université catholique de Lille, Béchamp revint à Paris et se mit à suivre les séances de l'Académie de Médecine, de la Société Chimique, essayant à chaque instant d'expliquer les faits nouveaux par sa théorie ou de revendiquer ses découvertes. Ce grand chimiste et physiologiste, qui comptera comme une des gloires du siècle, lorsque la postérité débarrassée des coteries du jour envisagera le labeur des ancêtres, fut non seulement méconnu, mais bafoué et insulté; les jeunes le trouvaient encombrant avec ses revendications et ses développements qui leur semblaient de l'hébreu, car personne ne leur avait parlé des microzymas ferments; les anciens, par haine, dans la coulisse, poussaient à l'assaut. Il était pénible de voir, souvent, à la **Société Chimique de Paris**, des savants laborieux **comme** Maumené et Béchamp, traités avec une **grossièreté** dont on n'a aucune idée. Un grand chimiste de **notre** époque, probe et honnête, se distingua de **ces mécréants**; ce fut Friedel, qui offrit à Béchamp **un asile** dans son laboratoire de la Sorbonne, où il put **encore** continuer et perfectionner ses travaux malgré **son** grand âge. Honneur à lui!

La conception du microzyma, acceptée **en partie** par Beale, comme nous l'avons vu, allait être **pillée** et remaniée dans un sens absolument faux. **Beale** considérait les microzymas comme des **bioplastes,** un Allemand, Altmann (de 1885-1892), se mit à les nommer bioblastes, en les confondant avec des granulations inertes, et A. Gautier (1892) les appels plastides. Il nous faut donc examiner ces questions. Altmann, profitant des nombreux travaux cytologiques faits à une époque où Béchamp, déjà vieux, ayant la vue faible, ne pouvait s'engager dans cette voie, déclare la cellule constituée par de fins granules (granula), organismes élémentaires, se reproduisant par division et se multipliant suivant les besoins; ils peuvent se disposer en files pour figurer des fibrilles; comme unités biologiques ces granules prennent le nom de bioblastes; ce sont eux qui jouent un rôle physiologique, dans la cellule; il y en a de diverses natures, ayant des propriétés spéciales. Seulement ils ne vivent que dans la cellule, ils meurent dès qu'ils ne font plus partie de l'organisme. Les bioblastes primitifs, représentés aujourd'hui par les microbes, pouvaient vivre indépendants, c'étaient les *autoblastes*. Ceux qui se sont associés en colonies (dont la zooglée est le type évolutif) et ont contribué à l'édification des cellules ne sont plus autonomes dès que l'association est rompue; ils meurent; ce sont les *cytoblastes*. Mais la cellule ne peut se reproduire que par ses cytoblastes; donc la formule est : omne granulum e granulo. La base de la théorie d'Altmann est issue de Béchamp (il cite celui-ci dans ses travaux), mais elle est purement morphologique et non physiologique; reposant sur des procédés de coloration, elle expose à des erreurs formidables, à la confusion de produits inertes avec des produits actifs physiologiquement; des particules de fonctions dissemblables peuvent se colorer semblablement et vice versa; ne voyons-nous pas certains microbes auréolés d'une atmosphère glutineuse qui peut prendre des teintes différentes suivant l'âge et la composition du milieu? Cette théorie eut cependant grand succès à l'étranger, et a encore des partisans; les frères Zoja ont nommé les bioblastes, plastidules fuchsinophiles.

A. Gautier ne pouvait manquer d'être influencé par les idées de son ancien maître. Il reconnaît que les fermentations intracellulaires ont bien été étudiées par lui, et il accorde le rôle prépondérant aux granulations moléculaires, qui ne sont vivantes qu'autant que la cellule l'est. « Ces granulations (du protoplasma, dit-il) ou *plastides* sont donc les agents spécifiques de la cellule, mélangés dans celle de l'embryon, séparés et homogènes dans les cellules entièrement spécialisées. Elles sont chargées de produire, chacune suivant son espèce, des êtres chimiques nouveaux, quelquefois de véritables organismes spécifiques, comme le globule sanguin, la fibre contractile, la fibrille connective, le cylinder-axis, etc. »

Béchamp ne connaissait pas l'ouvrage d'Altmann; je possédais un exemplaire allemand que je lui envoyai; il m'écrivit le 5 juin 1900 : « Je vous renvoie par ce courrier la brochure d'Altmann. Il n'y a rien. Si, il y a quelque chose et quelque chose de plus que j'ignorais. Ce qu'il y a, c'est que ce professeur prétentieux du pays du Schilling applique la *philosophie de la nature* de celui-ci, que Cuvier avait sévèrement jugée en 1808, applique, dis-je, la philosophie de Schilling à déformer la théorie microzymienne, comme ses anciens l'avaient appliquée à défigurer la doctrine des éléments anatomiques simples et vivants de Bichat, pour aboutir au système du *protoplasma du botaniste* Hugo Mohl, c'est-à-dire à la matière vivante non figurée, *non morphologiquement définie*, comme disait Cl. Bernard, qui l'avait adoptée.

« Voici, en Allemand fidèle, comment Altmann s'y prend pour s'attribuer la découverte des microzymas dans la cellule. Il affecte de partir sans cesse du protoplasma vivant, mais en assurant avec toupet que l'on avait toujours vu les *granulations* dans la cellule, et il insiste sur ce que ce sont les granula qui, dans les cellules chlorophylliennes, déterminent la décomposition de l'acide carbonique, et l'assimilation de son carbone; il va jusqu'à donner comme de lui mes équations publiées dans la *Circulation du carbone,* en 1867 (voir p. 18 à 25). D'un bout à l'autre tout le travail est fait pour s'attribuer et attribuer à des Allemands la découverte des granulations moléculaires et de leurs fonctions dans les cellules. On ne découvre rien qui rappelle les transformations de Nencki et les (mot illisible) de Hallier, de Tiegel et de Billroth. L'œuvre d'Altmann est une œuvre de mauvaise foi. Oui, on connaissait les granulations moléculaires que Henle, dans son anatomie géniale, appelait *granulations élémentaires;* mais avant 1865 on ne savait rien de leur rôle et de leurs fonctions chimiques; le microscope les avait signalées et il ne pouvait faire davantage; on ne savait même rien de leur composition. Voici ce qu'il y a. Voici ce que j'ignorais! Ce que j'ignorais est honteux. Armand Gautier, qui avait nié les microzymas, après les avoir confondus (dans le Dict. de Wurtz) avec les zymases, les démarque sous le nom de *plastides;* eh bien je ne savais pas que le... avait plagié les Allemands et que le plastidule n'est que le *bioblaste.* C'est infâme que des personnes deviennent germanisantes pour se faire valoir. Hélas! hélas! le génie français, si clair, si fécond, se laisse de plus en plus envahir par l'esprit ténébreux et sophistique de l'Allemagne. »

Altmann n'avait d'abord vu que les gros granules, mais ensuite, en 1896, il en aperçoit de plus petits dont dérivent les premiers.

Crato décrit la structure alvéolaire du plasma végétal, et dans les cloisons des corps animés de mouvements propres, de forme extrêmement variable et changeante, les *physodes* qui sont les agents les plus actifs des transformations chimiques. *Münden* admet les granulations d'Altmann, mais se rapproche de la théorie des microzymas; pour lui, elles se comportent en dehors des cellules comme organismes indépendants et peuvent s'associer de nouveau en produisant de nouveaux organismes (1896). Plus récemment, il a développé longuement cette théorie, dans un livre : *Der Chtonoblast* (Leipzig, 1907). Les bactéries sont des évolutions issues des tissus vivants, et elles sont en même temps facteurs de cellules; le chtonoblast est l'unité morphologique, de lui dérivent les cellules. A côté d'idées justes, .de bonnes observations, on peut lui reprocher d'être diffus, d'avoir des comparaisons exagérées, et de confondre, sous le nom de chtonoblastes, des éléments disparates (comme Altmann d'ailleurs), des enclaves plus ou moins inertes avec les éléments vivants et actifs. Nous en reparlerons plus longuement à propos des générations spontanées. *Ernst* qui, en 1889, avait décrit les granulations dês bactéries comme grains sporogènes, en 1902 les considéra comme granules d'Altmann. Il avait raison les deux fois, car ces granulations peuvent se comporter comme des spores, et comme d'un autre côté elles ont sécrété une matière spéciale, elles sont devenues granula; les granules d'Altmann, n'étant que des microzymas uniques ou soudés en association (suivant le volume) ayant sécrété divers produits, surtout des lipoïdes, et prenant des formes et propriétés diverses.

Béchamp continuait ses travaux au laboratoire de Friedel. En 1888, il présentait à l'Académie de médecine une étude sur la Constitution chimique et histologique des différents laits, étude brillante et féconde qu'il rassembla en ouvrage à part, en 1892, et que je recommande aux travailleurs originaux. Il prenait part aux discussions sur les albuminuries physiologiques et pathologiques, les épanchements pleuraux; ces travaux sont rassemblés dans le livre : *Microzymas et microbes.* (Paris, 1892, E. Dentu, éditeur). Je ne puis qu'en conseiller la lecture, pour y voir avec quelle lucidité d'esprit ce vieillard, alors âgé de 76 ans, savait aborder les problèmes pathologiques, et de quelle lumière ils sont éclairés par la théorie microzymienne.

C'est aussi dans cet ouvrage que le lecteur verra

le manque de respect que montrait le professeur Gautier à l'égard de son maître, et le pénible incident (27 décembre 1892), qui se produisit à l'Académie, tel que celle-ci ne voulut pas (malgré le Dr Laborde, qui voulait l'insertion) que la trace en restât dans les Comptes Rendus.

A la suite de cette incartade, Béchamp vécut solitaire, au milieu de ses livres; ayant encore secoué la poussière de ses sandales à la porte de l'Académie de Médecine, il n'y reparut plus. Cela ne l'empêcha pas de couronner dignement son œuvre, en publiant en 1899, à l'âge de 83 ans, un livre sur le sang et son troisième élément anatomique, qui apprendra beaucoup à ceux qui voudront se donner la peine de le méditer. Lorsque je le connus, cette année, il était presque aveugle, un peu impotent des mains, dont il put cependant toujours se servir, bien qu'avec difficulté, grâce aux bons soins électriques de son ami Tripier, un des pères de l'électrothérapie française. Il mourut pour ainsi dire en travaillant, regrettant de ne pouvoir continuer ses recherches.

Je dois insister sur le livre du « Sang et son troisième Elément anatomique » (Paris, 1899. Chamalet, éditeur), car les travaux les plus récents sur l'histologie du sang et sur l'origine de la fibrine ne sont que la confirmation de ceux, bien plus complets, de Béchamp. Il avait montré depuis bien longtemps que les globules sanguins contiennent des granulations moléculaires; il savait les mettre en évidence et les faire évoluer. Mais c'est surtout dans le plasma vivant qu'il constate les microzymas abondants (de 0,5 μ), importants, car « ce qu'on appelle fibrine du sang, est une fausse membrane formée par les microzymas du sang, associés par une substance qu'ils sécrètent à l'aide des éléments albuminoïdes de ce liquide ». Il a dissocié cette fibrine en dissolvant la substance intermédiaire et laissant les microzymas libres. « Un microzyma pour noyau, une masse de matière albuminoïde insoluble dans l'eau, que l'acide chlorhydrique très dilué dissout, l'enveloppant comme une atmosphère », telle est la constitution physique d'une *granulation moléculaire microzymienne* qui forme le troisième élément anatomique du sang. L'atmosphère molle, muqueuse, hyaline, très gonflée, a le même pouvoir réfringent que le liquide ambiant, elle échappe à l'observation microscopique, mais aussitôt que le sang est hors des vaisseaux, ou qu'on le traite par certains réactifs, cette atmosphère subit une modification allotropique, ou se rétracte, et la granulation peut devenir visible. « La fibrine ordinaire n'est autre chose que ces granulations microzymiennes accumulées, soudées, dont l'atmosphère albuminoïde a subi, hors des vaisseaux, la modification allotropique, en vertu de laquelle, d'immédiatement soluble qu'elle était dans l'acide chlorhydrique très dilué, elle y est devenue soluble seulement en fonction du temps et de la température. » Voici comment se produit le phénomène. « Les granulations moléculaires microzymiennes existent dans tout l'espace occupé par le tissu coulant, sauf celui qu'occupent les globules et la liqueur intercellulaire et intergranulaire. Par le repos, grâce à leur densité, si peu supérieure qu'elle soit à celle de la liqueur intergranulaire, elles se rapprochent au contact; leurs atmosphères albuminoïdes, molles et muqueuses, se confondent, tandis qu'en même temps leur substance subit la coagulation dont je parlais. Et ces changements sont si rapides que les globules, quoique d'une densité bien supérieure, n'ont pas le temps de se déposer et sont pris dans les mailles du réseau formé par la soudure des atmosphères albuminoïdes qui constituent la fibrine en fibres et membranes. »

Or le phénomène, dans son essence, a été vérifié à l'ultra-microscope par *A. Meyer* (Soc. biol. 14 décembre 1907), qui ne connaît certainement pas les travaux de Béchamp. On parle beaucoup, depuis quelques années, du troisième élément anatomique

du sang, et les auteurs n'ont en vue que les hématoblastes anciens ou les plaquettes ou quelques granulations isolées; il n'y a pas unité de vue parce que
les différents auteurs voient des éléments divers et
disparates. C'est qu'en effet, ces hématoblastes, ou
plaquettes, ne sont que des accumulations de granulations moléculaires microzymiennes évoluées ou
modifiées. La notion du véritable troisième élément
du sang, mise en lumière par Béchamp, nous expli-
quera la naissance de ces formes géantes, étirées,
pulvérulentes, pseudo-flagellées, décrites par divers
auteurs et en particulier par *Nattan Larrier* (Soc.
biol., 28 décembre 1907), ainsi que les différencia-
tions chimiques vis-à-vis des matières colorantes, ou
l'origine des pseudo-parasites.

Béchamp a ainsi prouvé que la fibrine est un
élément spécial, qui *existe dans le sang*, et non un
produit de réactions imaginaires. Le sang est un *gel*.

Il m'écrivait le 5 juin 1900 : « Je voudrais pouvoir
faire comme vous et travailler encore avec ardeur :
il y a tant à faire pour discerner la différence
fonctionnelle des microzymas non seulement dans
chaque espèce vivante, mais dans les centres anatomiques divers de chaque espèce. Ce travail est à
peine ébauché même pour nos animaux voisins et
surtout pour l'homme et les hommes; car s'il y a les
blancs, les nègres, les jaunes, les rouges, etc., c'est
que leurs microzymas ovulaires et séminaux diffèrent fonctionnellement en quelque chose. Et que
dire des végétaux, et des animaux de tout ordre, y
compris les véritables infusoires? Pourtant l'histoire
de la matière et de l'organisation ne sera complète
que lorsqu'on aura résolu tous ces problèmes, et
qu'on aura distingué les vibrioniens non plus par
leur forme seulement, mais par le microzyma dont
chaque espèce achevée est le produit évolutif. C'est
seulement quand cet immense labeur sera rempli que
l'on sera définitivement convaincu que la vie selon
les vitalistes purs est une pure abstraction; l'abstrac-

tion de l'ignorance ou du savoir incomplet. Il n'y a pas la *vie*, il y a les *vies*; et les vies sont toujours liées, non pas à la matière (définie selon Lavoisier), mais à la matière complexe dans une forme invariablement déterminée par son organisation. Les microzymas sont les formes élémentaires de l'organisation, et ces formes élémentaires sont aussi nombreuses et variées qu'il y a d'espèces vivantes, *à partir de l'œuf, de la graine, de la spore, de la conidie*; et la merveille c'est que les microzymas puissent se diversifier pendant le développement et pendant toute l'existence des organismes complexes, selon les besoins de l'organisation et de la coordination. Enfin, ces formes élémentaires, avec leur aptitude à se multiplier, me paraissent être, à l'égard de l'organisation des êtres vivants, ce que les éléments Lavoisiériens (corps simples), avec leurs aptitudes fatales et fixes, sont aux composés chimiques et à leur constitution, depuis les très simples jusqu'aux plus compliqués, qui sont les albuminoïdes; ceux-ci étant les matériaux fondamentaux nécessaires qui, associés à d'autres, servent à la formation des formes élémentaires... Hélas! je ne peux plus me livrer à ce fécond labeur. Que Dieu, mon cher ami, vous donne la santé, une longue vie et tous les loisirs dont vous êtes digne pour continuer et achever de fonder la biologie et la médecine vraiment scientifiques, que de vulgaires manœuvres s'acharnent à défigurer. Vous ferez pour la théorie microzymienne ce que J.-B. Dumas a fait pour la théorie Lavoisiérienne. Cinquante ans après la mort de Lavoisier, sa théorie était méconnue; Dumas l'a mise en lumière, l'a révélée aux savants surpris et c'est seulement d'hier que Berthelot a enfin consenti à reconnaître que Lavoisier connaissait un peu mieux la matière que Lucrèce. »

Au moment où Béchamp m'écrivait cette lettre, je corrigeais les épreuves de mon livre *le Transformisme Médical,* dont le titre lui déplaisait souverainement, où j'essayais de mettre en relief la marche évolutive de la vraie médecine, de faire ressortir les tendances (bien des faits avancés dans ce livre ont été vérifiés depuis), les orientations de la médecine actuelle, et de montrer que nombre de méconnus, tels que Pidoux, Cadiat, Béchamp et autres, avaient émis des vérités qui, liées les unes aux autres, pouvaient donner un terrain solide aux travaux médicaux. Mes efforts n'ont pas été inutiles, j'ai reçu de nombreuses lettres d'Europe et d'Amérique m'encourageant. Un Américain, le Dr Leverson (le même qui annonça aux journaux français la mort de Béchamp. V. in *France Médicale*, 1908), me demanda des renseignements, se mit à étudier ses publications, et s'empressa d'essayer leur propagation en Amérique. A-t-il réussi? Je l'ignore. N'ayant pas les loisirs nécessaires pour me livrer entièrement aux recherches scientifiques, obligé de faire acte de praticien pour élever mes enfants, ce n'est que par à-coups que je procède à mes travaux; et je ne puis continuer l'œuvre de Béchamp comme il l'aurait désiré. D'ailleurs, il y avait quelques petites divergences d'idées entre nous. J'avoue que Béchamp ne s'était pas mis au courant de la science embryologique et micrographique des 20 dernieres années, et diverses parties de son œuvre semblent surannées. Tout en laissant la partie fondamentale, cette œuvre peut être rajeunie, et loin de la ruiner, une saine interprétation de tous les travaux faits depuis ne peut que la renforcer ; c'est ce que j'ai esquissé dans *le Transformisme Médical*.

Ce qui a manqué à Béchamp, ou mieux à la théorie microzymienne (outre les entraves indiquées en cette étude), c'est la publication d'un travail élémentaire. Le livre des Microzymas déroute celui qui veut l'étudier, au premier abord; lorsqu'on a bien saisi la théorie c'est une mine inépuisable; chaque fois que je le relis, j'y trouve un nouveau plan de recherches, que je n'ai pas malheureusement le loisir d'exécuter; mais un débutant s'y perd et se rebute. Le médecin y trouve trop de chimie, le physiologiste trop de discussions et de comparaisons avec les vieilles philosophies, le naturaliste trop de médecine et aperçus à côté, etc.; personne ne s'y intéresse. Nous avons aussi la tendance générale, lorsque nous lisons un livre qui choque nos idées, dès l'abord de lui dénier toute espèce de valeur, c'est une grande faute. Que de perles j'ai trouvées dans les innombrables ouvrages entièrement méconnus, que j'ai lus, et que le public met au rebut comme ne répondant pas aux idées admises! C'est pourquoi je suis devenu un fervent de l'histoire, soit médicale, soit physique, soit chimique, soit des sciences naturelles, des religions, etc.. Dès le début de mes études j'ai eu la manie de rechercher, autant que possible, tout ce qui avait été fait sur les sujets que j'étudiais; malgré mes amis, j'ai toujours sacrifié les concours à ce genre de travail, qui n'est pas en honneur à notre époque, et qui ne mène à rien de pratique, au sens politique du mot. C'est ainsi qu'élevé au laboratoire, dans les doctrines bactériennes, je suis arrivé à adopter en partie la théorie microzymienne, comme me rendant compte de faits observés inexplicables en dehors d'elle, l'exercice pratique de la médecine n'a fait que confirmer mes opinions.

Donc, il a manqué à la théorie microzymienne, un abrégé, succinct, clair et net, avec d'un côté figures d'histogénèse et d'anatomie fine normale et élémentaire, de l'autre physiologie, pour terminer par la pathologie. Je l'avais dit à Béchamp. Il me répondit le 13 mai 1900 : « Nous avions projeté, mon cher fils et moi, avec commencement d'exécution, d'écrire une physiologie élémentaire conforme à la théorie microzymienne. Pourquoi ne le ferions-nous pas ensemble et puisque je suis trop vieux, pourquoi ne le feriez-vous pas tout seul? »

Non seulement les loisirs m'ont manqué, mais je n'ai pu encore mettre sur pied le volume de l'Evolution histogénique qui devait faire suite au *Transfor-*

misme médical. Et où trouver un éditeur à notre époque? N'est imprimé (à part de rares exceptions) que qui peut payer. La science n'est accessible qu'aux riches, qui ne le sont pas toujours d'esprit et de savoir.

Béchamp a-t-il eu beaucoup d'élèves fidèles à ses principes? Je le crois; j'en connais un certain nombre. Pourquoi ne l'ont-ils soutenu? Ceux qui sont restés à la Faculté catholique ne pouvaient que lui conserver un souvenir cordial; il y allait de leur situation; ceux qui ne faisaient leurs études que pour pratiquer n'allaient pas s'engager dans des polémiques où le maître ne réussissait pas. Les élèves arrivistes, qui forment la majorité de ceux qui produisent (sans se soucier souvent de la qualité du produit), ne s'engagent jamais derrière un maître qui ne peut les pousser même en se servant d'eux.

La théorie microzymienne envisage trop de problèmes chimiques et physiologiques, pour être directement accessible à la majorité des étudiants et des médecins; je le répète, il lui a manqué un ouvrage élémentaire; outre l'obstruction officielle, elle nécessitait, pour être parfaitement saisie, une instruction trop complexe et impossible à atteindre en quelques années, passées à la Faculté surtout à préparer des examens. En face, se trouvait la doctrine microbienne, où, au début, le microbe suffisait à toute explication; c'était d'une simplicité à entrer dans la tête du public en général; l'élève, l'étudiant, le jeune débutant avaient quelquefois la chance d'en découvrir un nouveau, de faire parler d'eux; tout le monde s'y rua. Que de débris informes actuellement au rebut! Comme on s'est aperçu que l'organisme, en fin de compte, devait représenter quelque chose, on a accumulé depuis lors un nombre d'hypothèses qui va sans cesse en croissant, reposant sur des bases expérimentales asez confuses; on a suivi le nébuleux esprit allemand, et aujourd'hui l'humorisme enfanté par les bactériologues n'a rien à envier à celui de Molière; précipitines, lysines, ambocepteurs, etc., qu'on n'a jamais vus ou isolés, se donnent les liaisons agglutinantes ou dislocantes en une sarabande effrénée.

Même prononcer le nom de Béchamp, dans le monde savant officiel, était un acte de courage. En 1899, je terminais une plaquette sur Béchamp (Un savant méconnu), lorsque le professeur J. Grasset, dans un discours prononcé à Lille (août 1899), fit entendre ces paroles justes : « Dans la démonstration de la loi (la fermentation est toujours fonction d'un être vivant), Pasteur a été, sinon précédé, du moins accompagné par un de mes premiers maîtres, le professeur Béchamp, aux travaux duquel on n'a pas suffisamment rendu justice. » C'est un peu timide, et encore on l'osait, parce que Pasteur n'était plus. Aujourd'hui, Béchamp est mort, Duclaux de même; les haines s'éteignent au tombeau; à notre savant, je l'espère, pour le renom des siens, pour le respect de la science, on va rendre justice.

J'ai connu un élève de Béchamp, convaincu qu'il y avait *beaucoup* de vrai dans ses doctrines, et qui s'est fait un nom en bactériologie. Comme il est mort, lui aussi, je puis citer le cas, curieux en l'espèce. Il s'agit d'Hippolyte Martin qui, chef de laboratoire chez Grancher, l'ami de Pasteur, réalisa des expériences classiques sur la genèse du tubercule, et entreprit de nombreuses recherches sur le bacille tuberculeux et la cure de la tuberculose. En 1893, je fus son interne provisoire pendant une année; un jour que je lui exprimais mes doutes parasitaires et mes opinions sur les microzymas, à ma grande surprise, il me fit voir qu'il les connaissait aussi bien que moi, qu'il avait été l'élève de Béchamp, que le parasitime ne lui semblait pas avoir l'importance qu'on lui attribuait. H. Martin était un timide, il n'avait de courage que pour la propagande religieuse (de ce fait Béchamp lui était peut-être resté suspect au point de vue de l'orthodoxie); de plus sa situation vis-à-vis de Grancher ne lui permettait pas de laisser voir ses opinions. Il a donné un appoint indirect aux travaux de Béchamp, en publiant ses Recherches sur la structure de la fibre musculaire striée et sur les analogies de structure et de fonction entre le tissu musculaire et les cellules à bâtonnets (protoplasma strié), dans les Archives de physiologie (1882). Il y dit : « S'il était prouvé, enfin, qu'un protoplasma complexe comme celui de la fibre musculaire striée, par exemple, est réductible cependant à une substance molle, pâteuse, gangue protoplasmique, et à la granulation tout comme la cellule embryonnaire, on devrait logiquement conclure qu'il existe un rapport constant entre la fonction de l'élément, de la nature et la variété des granulations qui font partie intégrante de son protoplasma. Il serait démontré du même coup combien grande est l'importance de ces granulations. » Et il étudie le mode d'arrangement granulaire dans les principaux tissus. « Ces granulations, constamment visibles après la mort, ne le sont pas toujours, il est vrai, pendant la vie de l'élément. »

« Faut-il en conclure qu'il n'y a là qu'une simple précipitation moléculaire d'origine cadavérique? Non, car dans une cellule de la lymphe, dans une cellule endothéliale, quelles qu'elles soient, on peut, alors même qu'elles vivent encore, constater l'existence des granulations, en se plaçant dans des conditions convenables. La difficulté de cette observation est due simplement à ce que la réfringence de la matière protoplasmique vivante est considérable et à peu près égale à celle des granules protéiques; et les lois physiques nous apprennent qu'un corps plongé dans un milieu de réfringence autre que la sienne y est d'autant moins apparent que les réfringences du contenant et du contenu sont plus voisines l'une de l'autre. » Il démontre que les bâtonnets des cellules striées sont des granulations méthodiquement alignées en chapelet; il nous les décrit dans le rein, le pancréas, les glandes sudoripares, l'épididyme, les conduits galactophores. Il montre que les cellules du foie sont toutes striées perpendiculairement au grand axe du capillaire, que le spermatozoïde lui-même est granuleux. La méthode consiste à dessécher ou déshydrater les éléments et à les observer dans l'essence de girofle, ou matière amorphe sans altérer les granulations. Enfin, partie la plus importante de ce travail, il montre nettement que, dans les fibrilles musculaires, le disque mince est une strie granuleuse, et les disques épais « sont formés de chaînes juxtaposées de granulations sphériques, biréfringentes, absolument identiques, comme aspect et caractères optiques, aux granulations rangées en séries dans les bâtonnets d'une cellule épithéliale du rein, de la glande mammaire en lactation, etc. ». Il conclut : « La fibrille simple reste formée de deux éléments que nous croyons essentiels dant tout protoplasma : la substance ou gangue protoplasmique amorphe et la granulation protéique. » ... « Enfin ne connaissons-nous pas des *cellules* douées absolument des mêmes propriétés optiques, etc., que les granulations protoplasmiques propres aux cellules du règne animal : nous faisons allusion ici, on le comprend, à l'immense groupe des *micrococcus* si étudiés de nos jours, et dont l'origine végétale n'est peut-être pas si fort à l'abri de la critique que les recherches actuelles semblent le dire.

« En un mot, les faits abondent pour nous encourager à penser, ainsi que Béchamp l'affirme depuis si longtemps déjà, que la granulation protéique du protoplasma est peut-être un élément vivant, une cellule, dont la vie et la fonction régulariseraient et spécifieraient, dans un sens physiologique déterminé, l'être complexe que nous désignons encore sous le nom de cellule simple ou primitive. »

Maintenant que j'ai fait connaître les grandes lignes de l'Œuvre de Béchamp, de sa vie, de ses déboires; que j'ai retracé sa lutte contre ses ennemis scientifiques, il est bon de passer à la critique de la théorie microzymienne.

Au point de vue histologique, on peut lui donner pour base la théorie granulaire de la cellule. J'ai à peu près en ma possession tout ce qui s'est produit d'important en histologie depuis Leydig; j'ai lu et fouillé maintes fois ces travaux, et mon opinion n'a fait que s'affermir en faveur de la constitution granulaire de la cellule et des tissus. Je vais encore avoir l'air d'exhumer un illustre inconnu, en parlant de Sappey histologiste; il fit paraître, en 1893, un traité d'anatomie générale (2 vol. in-8. Bataille et Cie édit.), fondé sur la méthode des dissòciations; il passa inaperçu à l'époque, il ne fut indiqué dans aucun catalogue de libraire, et je ne le découvris sur les quais qu'environ huit ans plus tard. Cette méthode thermo-chimique un peu brutale met cependant en évidence des faits intéressants; on ne pourrait l'employer comme moyen exclusif, mais elle sert à corroborer certains faits, et surtout à mettre en évidence la texture granulaire aussi bien des fibres conjonctives, des fibres musculaires, que des fibres élastiques, etc. Sappey isole les granules histologiquement et les décrit à peu près comme Béchamp. Je m'empresse d'ajouter que je ne sais si Sappey connaissait les travaux de Béchamp; il n'en paraît rien en son ouvrage, qui d'ailleurs se borne à exposer simplement les faits. Les histologistes médicaux méconnaissent, presque tous, l'histologie végétale; Sappey n'en est pas là, il fait des rapprochements judicieux entre les granulations moléculaires essentielles des tissus animaux et les leucites des cellules végétales; ces leucites, que les botanistes reconnaissent comme vivants dans la cellule, se divisant et se multipliant, produisant les huiles végétales, les grains d'amidon et de chlorophylle, etc.; aussi appelle-t-il les granulations constitutionnelles des tissus animaux leucytes ou chromoleucytes, et les montre dans toutes les cellules; ces derniers surtout dans les cellules des centres nerveux. Béchamp les a isolés (et étudiés) des cellules des amandes amères, de l'orge germée; Trécul a monté la naissance des amylobacters, suivie au microscope, depuis les granulations de cellules végétales, etc. Un grain de chlorophylle est en général composé par l'accumulation de plusieurs chloroleucites. Le rapprochement de Sappey a donc une certaine valeur. Les granulations animales, les microzymas, produisent de même les pigments, les globules de graisse, les globules hyalins, les diverses dégénérescences, etc.; en un mot, tous les aspects pathologiques des cellules (surtout dans les cancers), dont beaucoup ont été (à faux) considérés d'origine parasitaire.

Sappey nous montre aussi que les cellules sont un produit des manipulations histologiques, car toutes sont anastomosées les unes aux autres et forment un réseau granuleux. Il montre que les leucites animaux, ayant un rôle analogue aux leucites végétaux, sont cependant beaucoup moins volumineux, mais plus nombreux. Dans les phénomènes de karyokinèse, il fait nettement ressortir l'importance des chromosomes (microzymas nucléaires) qui dans le filament chromatique sont sur une ou deux files. Béchamp n'a pas eu cette conception de division entre les microzymas nucléaires et les microzymas extranucléaires; c'est moi qui l'ai fait ressortir; c'est un premier stade de différenciation, ou plutôt de spécialisation, dans la cellule. (V. *le Transformisme Médical*). Sappey montre que, dans les faisceaux conjonctifs ou musculaires, les stries sont dues à la présence de granules qui se juxtaposent dans les fibres en série longitudinale et dans les faisceaux en séries transversales; le tissu fibreux, le tissu élastique répondent à la même structure; l'étude du tissu musculaire, de la fibre cardiaque sont particulièrement instructives, ainsi que celle de la névroglie. En somme, en suivant l'idée des systèmes de Bichat, Sappey arrive comme Béchamp à la structure granulaire. Je citerai comme exemple les desseins de Sappey, sur les aspects donnés par l'action de réactifs sur les globules rouges : il y en a qui sont semblables aux figures des soi-disant parasites de la malaria, qui, pour de nombreux auteurs, ne sont dus qu'à des déformations des globules sanguins sous l'action des accès fébriles.

Les microzymas ont été entrevus ou décrits depuis sous des noms bien divers, protéosomes, microsomes (Greenwood), bioblastes, plastidules, chondres (Schneider), sphérules (Kunstler), vacuolides (R. Dubois), sphéroblastes (Fauré-Frémiet), chtonoblastes (Max Münden), etc.

Pour *Kunstler* (Soc. biol. 6 février 1906), la masse endoplasmique est essentiellement constituée par de forts petits éléments, très peu colorables, denses et susceptibles de se prêter à toutes les variations exigées par la multiplicité des phénomènes vitaux qui se déroulent dans la substance vivante. C'est ainsi que beaucoup de ces *micro-sphérules* fondamentales, grossissent, sécrètent et périssent, tandis que d'autres peuvent s'allonger en filaments, probablement parce que leur division n'aboutit pas à une séparation complète, etc.

D'après *R. Dubois* (Soc. biol. 17 mars 1906), les vacuolides sont partie constituante de *bioprotéon* ou matière vivante. Il les a assimilées aux granulations protoplasmiques, micelles, microzymas, etc. En parlant de la biophotogenèse, il dit : « Il n'y a donc pas une théorie protoplasmique, une théorie vacuolidaire et une théorie zymasique de la biophotogenèse, car cette dernière résume les autres ».

Il avait, antérieurement, admirablement montré l'évolution cellulaire des microzymas. « Les plastidules ou microsomes (vacuolides) peuvent se gonfler beaucoup et devenir le point de départ de *vacuoles* protoplasmiques, lesquelles sont entourées d'une membrane propre et se comportent comme de véritables organes : les hydroleucites, les *leucites*, qui jouent des rôles si variés dans les végétaux, les uns servant à fabriquer la chlorophylle, les autres de l'aleurone, des graisses, de l'amidon, de l'inuline, etc., ne sont, en définitive, que des plastidules extraordinairement grossies et développées, en raison même de leur industrie spéciale et des produits conservés en réserve. Comme les enzymes, les diverses inclusions dérivent des plastidules. » (Leçons de physiol. gén. et comparée. Paris, 1898.)

Ces lignes montrent bien la différence qu'il y a entre les microzymas fondamentaux et leurs formes évolutives cellulaires, et comment les granula d'Altmann, les corpuscules métachromatiques, les grains de volutine des différents auteurs, et surtout les récentes mitochondries (Benda) mettent en évidence les produits de sécrétion; confondre avec les microzymas originaires c'est amener des erreurs grossières, car il arrive que le microzyma qui a fabriqué un granule d'amidon, un globule de graisse, un élément de la fibrille musculaire, ne peut plus évoluer sous une autre forme; mais celui qui, dans la cellule, a conservé sa force embryogénique, pourra, à la dissociation cellulaire, évoluer en forme bactérienne ou autre.

Voici ce que dit *Fauré-Frémiet* des mitochondries. (Un nouvel élément de la cellule. Biologica, 15 octobre 1911). « C'est une granulation cytoplasmique qui appartient certainement à l'architecture de la cellule, tout comme le noyau, ou comme les leucites d'un végétal; et les recherches de Rigaud, de Mayer et Schœffer et moi-même, montrent qu'elle est constituée par un support albuminoïde auquel sont intimement unis des corps gras probablement complexes, tels que les lécithines. »

Meves et Duesberg ont constaté que les mitochondries se multiplient. Mais personne n'a mis en lumière qu'elles sont souvent la fusion de formes plus petites. On part de la forme coccique pour arriver à la forme bactérienne, bacillaire, fibrillaire, etc.

C'est ce qui explique que toutes les théories sur la structure du protoplasma peuvent se ramener à la théorie granulaire.

J'ajouterai qu'ayant vérifié beaucoup de parties des méthodes des histologistes divers et de H. Martin, Sappey, etc., je suis partisan de la théorie granulaire, d'autant plus que, par une méthode inédite et personnelle, tout à fait différente de toutes celles qui existent, je suis arrivé à l'unité granulaire des tissus. Il n'y a qu'elle qui donne, de plus, la succession des états pathologiques, des tuméfactions troubles à la dégénérescence graisseuse, aux multiplications cellulaires, aux aspects d'enclaves cellulaires, etc. Les méthodes de coloration sont toujours suspectes en histologie, comme je l'ai déjà dit plus haut; suivant son milieu, un bacille granuleux se colorera d'une manière différenciée ou en bloc comme un bâtonnet homogène; un micrococcus (ou une granulation) entouré de son aréole glutineuse, suivant les cas, paraîtra plus grossi ou à deux couches distinctes, etc. Il faut s'habituer à manier le microscope sans réactifs colorants, ceux-ci ne devant servir que pour des études spéciales. Or actuellement on a laissé dans l'ombre une foule de faits acquis, par suite de l'abus des méthodes de coloration, dont je ne nie d'ailleurs aucunement la précieuse ressource à condition qu'elle ne soit pas **exclusive**.

Cette notion des erreurs qui peuvent être commises avec les procédés actuels d'examens microscopiques, a été signalée par de nombreux auteurs, et surtout par le célèbre histologiste de Lyon, *Renault*. Encore en 1906, *Kunstler* et *Gineste* (Soc. biol. 12 mai) prétendaient que les méthodes histologiques actuelles, nécessitant de forts éclairages conduisent à des erreurs; que la substance protoplasmique s'altère et que l'examen direct vivant donne une tout autre idée que les préparations montées. Même à l'état vivant, il se produit rapidement des modifications du protoplasma chez les êtres capturés et ayant

souffert; l'ectoplasme si nettement structuré se pré-
sente alors comme une substance continue, homogène, etc. Plus récemment, *Fauré-Frémiet* (loc. cit.)
écrit : Le colloïde protoplasmique est un gel... Les
granules faciles à voir dans la cellule vivante sont
impossibles à distinguer au milieu du cytoplasme
précipité par les réactifs... L'aspect du protoplasma
est l'effet de la technique histologique... « Le rôle
des réactifs est essentiellement de précipiter les col-
loïdes protoplasmiques, c'est-à-dire d'agglomérer en
granules relativement énormes ou bien en réseaux
grossiers les particules extrêmement ténues qui les
constituaient précédemment. »

A l'ultra-microscope, les microzymas primitifs
sont souvent visibles; les travaux histologiques ont
imprimé une fausse direction aux théories et fait
méconnaître la molécule vivante, comme je l'ai écrit
en 1900.

Des histologistes prétendent que les granulations
cellulaires sont des débuts de coagulation de protoplasma, un signe de mort ou d'acheminement vers la
destruction. Renaut prétend qu'elles sont artificielles;
il ne les nie pas. « On obtient en effet alors des
granulations artificielles, ordonnées en série parce
que le protoplasma a toujours une orientation pré-
pondérante, analogue à celle du verre étiré dans un
sens, de façon à produire des lignes de moindre
résistance où viendront se rassembler les granulations développées par l'action des réactifs, ou résultant d'actions chimiques mises en jeu à l'intérieur
même du protoplasma vivant. Une fois produites par
l'activité des mouvements protoplasmiques, méca-
niques ou chimiques, les granulations peuvent
subsister et subir une évolution individuelle. » C'est
se payer de mots pour repousser une théorie; la
seconde partie réfute d'ailleurs la première. La meilleure preuve que la granulation est autonome,
vivante, c'est qu'elle se montre d'autant plus abondante dans une cellule glandulaire que celle-ci est

plus active physiologiquement. Dans la cytodiérèse, c'est-à-dire dans une phase essentiellement active, tout se résout en granulations, sériées dans le suc cellulaire, ansées dans le noyau; ce n'est pas la mort, la coagulation, c'est l'activité protoplasmique, c'est la vie en ce qu'elle a de plus sublime, la reproduction. La granulation est la partie vivante, le reste est son milieu ambiant. L'inflammation débute toujours par une tendance au retour à l'état embryonnaire, la cellule se trouble, devient granuleuse; ce sont des faits, et non des théories. Lorsque la cellule est morte, suivant les démonstrations de Ranvier et Renaut, il se fait une autodigestion. Les granulations apparaissent, la vie se concentre en elles; elles digèrent le milieu, la gelée zoogléique qui formait leur association cellulaire; elles se libèrent; elles prennent alors des colorations différentes de celles qu'elles prenaient auparavant; on les prend pour des microbes, des parasites, etc.

D'Hardivillier, sans connaître les travaux de Béchamp et les miens, disait à l'Assemblée nationale des Médecins de France (Lille, 28 juin 1908) : « Les microbes n'existent pas comme entité morbide, unique, spéciale et distincte; ils ne sont pas autre chose que le résultat de la dégénérescence cellulaire. » Il montre que l'évolution anormale des cellules fournit ou les tumeurs, « ou bien ces cellules pathologiques se désagrègent, se dissocient, se fragmentent (particulièrement chromatine et linine du noyau) et fournissent alors les divers microbes que nous rencontrons dans l'organisme et dans l'atmosphère ».

Voilà la base histologique de la théorie microzimienne; il faudrait un volume pour en discuter tous les détails. Passons à la physiologie. C'est grâce à cette considération des microzymas que Béchamp a démontré la généralité des phénomènes fermentatifs comme phénomènes vitaux. Lorsqu'il isole mécaniquement les granulations cellulaires du foie, du pancréas, d'une glande, qu'il les met dans des milieux fermentescibles, dans des conditions (présence de la créosote) qui doivent retarder les phénomènes, et que cependant les modifications chimiques ont lieu avant qu'il y eût eu le temps matériel au développement des micro-organismes, même sans ces précautions, on ne peut douter du rôle de ces granulations isolées comme ferments organisés. Je sais bien que l'on peut objecter qu'il n'y a pas là la rigueur technique des méthodes bactériologiques; avec un outillage spécial (coûteux, il est vrai), on pourrait les réaliser et vérifier les faits. Ces objections tombent devant ces faits : 1° la constance des résultats pour un même organe d'une même espèce animale, ce qui ne serait pas avec une contamination accidentelle; 2° l'absence de phénomènes semblables dans de nombreuses expériences de contrôle témoin; 3° la variation régulière et constante dans des conditions rigoureusement déterminées; 4° la variation (dans une même atmosphère de laboratoire) des résultats obtenus avec des organes différents. Une contamination donnerait des résultats quelquefois identiques avec des organes différents; 5° la variation constante, pour un même organe d'une même espèce, en passant de l'état fœtal à l'état de vieillesse, etc. Avez-vous pensé à l'énorme importance de faits semblables à celui-ci; voici des microzymas pancréatiques, fraîchement obtenus, ils provoquent les digestions comme la glande vivante, mais aussitôt leur action produite, épuisée par le milieu, ils évoluent en bactéries et vibrions et changent de propriétés chimiques. C'est encore une preuve que le phénomène physiologique observé est dû aux granulations pancréatiques et non à des microbes étrangers contaminant le milieu; c'est une preuve que le microzyma *évolué* hors de l'association cellulaire, a des propriétés distinctes de celles qu'il obtient de son association. Donc on peut conclure par analogie à la fonction chimique d'une glande, de celle de ses microzymas isolés mécaniquement par des procédés rapides, et dans le premier moment de leur action seulement. C'est une nouvelle méthode de physiologie inaugurée par Béchamp et ses élèves.

Nous arrivons à la principale objection. La transformation des microzymas en bactéries et vibrions n'est qu'une hypothèse, en contradiction avec les faits. Les microbes observés dans les résultats viennent de contaminations accidentelles. Cette partie dernière de l'objection est presque déjà réfutée plus haut, par la constance des résultats. Voici encore un fait; le poumon fœtal (à épithélium épais et très granuleux) qui n'a jamais respiré, qui n'a jamais été mis en contact avec l'atmosphère, donne des vibrions et bactéries avec beaucoup de facilité; les microzymas du poumon adulte, qui semble imprégné des germes atmosphériques, évoluent très difficilement en bactéries. Le poumon, le sang et la substance cérébrale adultes sont les tissus qui donnent le plus difficilement des évolutions bactériennes; c'est heureux, car ils forment un trépied vital.

Mais, bien mieux, n'avons-nous pas vu que même des bactériologistes, à la technique rigoureuse, avaient trouvé des microbes dans tous les tissus des animaux vivants? En examinant l'œuvre bactériologique, combien de microbes trouvés dans le sang, les tissus, les humeurs, les tumeurs, n'ayant aucune action pathogène, ou des propriétés différentes quelquefois de la maladie du sujet? Comment expliquer ces faits? J'avais trouvé, anciennement, bien des microbes, voire même des évolutions mycéliennes, dans les tumeurs, comme nombre d'auteurs l'ont signalé depuis, mais je n'ai jamais cru à leur action spécifique; c'est désorienté par ces faits, que j'ai cru ne pouvoir en trouver l'explication que dans la théorie microzymienne; c'est ce qui m'a fait étudier à fond les idées de Béchamp.

Pourquoi de nombreux bactériologistes nient-ils le fait de cette constance des microbes dans les tissus vivants? Parce qu'ils ont obtenu des résultats négatifs. S'ils étaient logiques avec le principe de Pasteur, que tout fait positif prime les négatifs, ils devraient admettre l'opinion de leurs collègues. Je me suis toujours élevé contre ce principe; en expérimentation, il n'y a pas de faits négatifs, tous sont positifs; si les résultats ne concordent pas, c'est que les conditions sont différentes. Les Pastoriens, en cette occasion, ruinent donc le principe de leur maître, en prenant les faits négatifs comme d'ordre positif. La non-constance des résultats tient aux méthodes employées. Si vous voulez étudier l'évolution d'un organisme, vous ne le transportez pas, tout d'un coup, de son milieu dans un autre essentiellement différent où il aurait beaucoup de chances de périr, vous le faites passer graduellement par des modifications de milieu peu sensibles et progressives. Vous n'agissez pas ainsi en bactériologie; les milieux de culture employés varient énormément, comparés au milieu des tissus organiques. La preuve, c'est qu'en présence de la certitude d'un microbe vous avez bien des difficultés à le cultiver, et quelquefois vous n'y réussissez pas. Quand on sera bien pénétré de cette idée, vous trouverez toujours des microbes dans les tissus vivants, et vous verrez évoluer ceux de la scarlatine, de la rougeole, de la variole, de la syphilis, etc., encore inconnus. Mais n'oubliez pas que c'est le microzyma malade qui est morbide, et que la bactérie ou le vibrion issus de son évolution n'ont déjà plus les mêmes propriétés; c'est pourquoi le bacille d'Eberth, le vibrion cholérique, etc., n'ont *jamais* reproduit une maladie typique; ils provoquent des infections expérimentales diverses, mais non spécifiques, comme la maladie humaine ou animale. C'est ce que la doctrine parasitaire ne peut expliquer.

Quels procédés de culture devront employer les

bactériologistes? Béchamp et son fils ont montré que c'était l'empois d'amidon, à leur connaissance, qui favorisait le mieux les évolutions bactériennes des microzymas; ils enfouissaient leurs tissus dans l'empois d'amidon bouillant, créosoté, mais en *morceaux assez volumineux*. Ils n'ont pas fait ressortir l'importance de cette dernière condition, qui m'est apparue en étudiant les expériences de divers auteurs et les miennes propres. Prenez un volumineux échantillon de tissu vivant, avec les rigueurs de la technique, plongez-le dans l'empois d'amidon stérilisé, dans de la paraffine stérilisée (liquéfiée qui se solidifiera après l'immersion), dans un alliage fusible porté à 300°, ramené à 100°, et qui formera, à la température de l'étuve, une carapace impénétrable, et vous obtiendrez des résultats positifs. C'est au centre du morceau que vous verrez les modifications primitives et les plus avancées; c'est que, dans ces conditions, le milieu ne change que lentement, l'auto-digestion se fait régulièrement. La résolution granulaire du petit chat (expérience de Béchamp) est un phénomène du même genre. Si, comme les Pastoriens, vous immergez une petite parcelle de tissu dans une grande masse des milieux ordinairement employés, vous avez chance de ne rien obtenir. Je prétends que les tissus animaux donnent des micro-organismes par la culture appropriée. C'est prouvé par de nombreux auteurs. Alors, nous nous trouvons en présence de *trois hypothèses*, également soutenables : *un trilemme;* c'est là que commence la philosophie des sciences.

1° La théorie parasitaire; non plus la simple, admise par Pasteur, mais celle modifiée par d'autres hypothèses successives, non plus celle qui admettait l'organisme vivant et sain impénétrable aux germes, mais celle qui admet que nos humeurs peuvent charrier divers micro-organismes à l'état normal; celle qui admet que le microbe non pathogène sommeille dans notre intérieur et que, sous des causes diverses, chimiques ou physiques, il récupère un pouvoir pathogène magique. Mais alors, de qui tient-il ce pouvoir pathogène? Des conditions de l'organisme, de changement de milieu, des perturbations humorales? Donc, Lewis avait raison, en 1880, de dire que la maladie, le changement de milieu était tout, qu'il était primordial, et d'admettre, avec Robin, que le développement du microbe était un épiphénomène; la multiplication suivant toujours les modifications chimiques. Plus récemment, Charin n'en était-il pas arrivé à penser que le microbe n'était qu'un imprégné, qu'ayant puisé dans l'organisme sa faculté pathogène, il en acquérait pour un certain temps la puissance de contage? Il aurait pour ainsi dire été assimilable au filament de fibrine qui, immergé dans une solution de pepsine, retient celle-ci et acquiert, pour une certaine période, la faculté d'agir comme ferment peptique. Je repousse la théorie parasitaire parce qu'elle laisse l'organisme au second plan. Les médecins devraient toujours penser à cette phrase de Charrin : « On demeure plus que surpris de voir certains médecins en présence d'un accident morbide, s'enquérir invariablement du microbe, sans songer aux cellules, aux organes, aux appareils; ces médecins ressemblent à ce botaniste, qui, voyant un chêne malade, rechercherait uniquement les parasites qui ont pu pousser sur son tronc, sans s'occuper de l'arbre lui-même, et encore ce botaniste aurait plus de chances que ces médecins de se rapprocher de la vérité. (*Les Poisons des tissus.*)

2° La théorie microzymienne de Béchamp, dont je vous ai enseigné les grandes lignes. Elle ne conduit pas aux écarts de la théorie parasitaire qui, rencontrant dans l'organisme malade des formes anormales, établit de suite des relations de fait à cause et pose une loi indiscutable. Les médecins actuels me paraissent les dignes successeurs de ces observateurs du xviii° siècle (même jusqu'en 1825) qui, de la décou-

verte des spermatozoïdes dans le sperme, les consi-
déraient comme parasites; Metchnikoff, proclamant
l'origine vermineuse de l'appendicite (1901) parce
qu'il rencontrait des lombrics en certains cas, me
semble comparable aux praticiens des XVII° et XVIII°
siècles qui avaient établi toute une pathologie vermineuse, car les vers étaient beaucoup plus fréquents
alors que maintenant.

De plus, cette théorie rend compte de faits d'hétérogénie que Pasteur n'a jamais essayé de réfuter, et
pour cause, car ils vont à l'encontre du parasitisme.
Je le montrerai lorsque j'écrirai l'histoire des générations spontanées et de l'hétérogénie. Un élément
morphologique, comme la cellule, peut bien se transformer en un élément figuré de nature analogue ou
de figure diverse, autonome, comme l'ovule et le
spermatozoïde, qui sont très vivants en dehors de
l'organisme, bien qu'on ne puisse les cultiver, pourquoi refuser à d'autres éléments la même faculté.
Si vous considérez les éléments reproducteurs dans
la série animale ou végétale, vous en voyez en étoiles,
en membranes spirales ondulatoires, etc., ressem-
blant presque à des amibes, ou à des protozoaires,
des tripanosomes, etc. Le globule blanc ambulatoire
se détache bien de l'organisme; il peut s'adapter à
un milieu nouveau, s'accroître, se vacuouliser et
simuler des amibes ou des parasites divers dans les
dysenteries, les abcès du foie, etc.; pouvez-vous les
cultiver? On les rencontre surtout dans des vagins
non irrigués, par suite on ne peut admettre leur origine terricole ou aquatique. J'en ai rencontré dans
deux cas masculins de blennorrhagie; d'ou venaient-
ils? Si l'on examinait plus fréquemment les liquides
pathologiques vivants, ces faits se multiplieraient.
La théorie microzymienne étend le fait aux éléments
les plus microscopiques; elle explique admirablement les faits de l'édogénèse, de génération alter-
nante, d'hétérogénie, de parthénogénèse et de méta-
génèse; les phénomènes d'hérédité se conçoivent

admirablement avec elle. Je ne puis m'étendre sur ces sujets, il faudrait un volume.

Donc cette idée de transformation ou mieux d'évolution histologique n'a rien de monstrueux ou de contraire aux faits. Une idée qui a choqué Y. Delage, c'est que Béchamp prétend que les microzymas sont essentiellement immortels et imputrescibles, de sorte qu'ils devraient bientôt finir par remplir l'univers; c'est retenir le mot sans saisir la pensée. N'a-t-on pas dit de même que les protozoaires étaient immortels? M. Delage n'en a pas bondi; comme ils se multiplient par bourgeonnement ou bipartition, le père reste à côté du fils; mais comme ils sont détruits par l'action répétée des éléments atmosphériques, comme les microbes, leur immortalité n'est que théorique; si, dans les couches géologiques, ils n'ont pas péri (comme dans l'expérience du petit chat), c'est que le carbonate de chaux leur a formé une enveloppe protectrice leur conservant la vie latente; cela n'a rien de phénoménal.

Un microzyma, unité vitale, est immortel par rapport à une unité cellulaire qui n'est plus une unité vitale. Quant à l'imputrescibilité, elle est de même ordre. Qu'est-ce que la putréfaction? C'est la dissociation d'un organisme par acte fermentatif autogène ou étranger; or le microzyma étant le principe actif, essentiel, de la fermentation, ne peut se détruire lui-même par fermentation, c'est compréhensible; il est donc imputrescible, mais il n'est pas indestructible.

Un professeur viennois, Benedikt (in *le Bioméca-nisme ou Néovitalisme*), tout imprégné du bactério-logisme qu'il est, en arrive à cette idée : « N'existe-t-il pas des épaves protoplasmiques non encore différenciées en cellules munies de noyaux, épaves qui seraient donc encore vivantes, c'est-à-dire capables de s'accroître et de se reproduire? Lors de la création des êtres vivants, l'apparition de parcelles de matière vivante aurait précédé la formation de la cellule. Les parcelles précellulaires auraient eu, elles aussi, la faculté de s'accroître et de se reproduire.

« La descendance des cellules comprend deux formes de cellules : Les unes sont exactement semblables à celles qui les ont produites; d'autres ne leur ressemblent pas. Cela se voit, à l'état pathologique, dans les néoplasmes et, à l'état physiologique, dans le sang dont les corpuscules ont une forme tout autre que celle de leurs cellules-mères. Beaucoup de ces corpuscules ont perdu la faculté de se reproduire ou, plutôt, nous ne connaissons aucun fait qui nous autorise à croire qu'ils se reproduisent.

« Et maintenant, logiquement, je me demande s'il n'existe pas une *rétro-évolution* provenant du fait que des cellules vivantes excrètent des parcelles du protoplasma vivantes, mais dépourvues de la forme cellulaire.

« La réponse à cette question ne tardera peut-être pas. Elle sera affirmative et basée sur une connaissance plus complète des microorganismes dont l'origine, actuellement, nous est inconnue. Sont-ce des dérivés des cellules, sont-ce des parasites? Problème important dont la solution éclairera d'un jour tout nouveau la question de l'origine et de la nature des microbes.

« Ces descendants supposés des cellules auraient subi une régression. Ils représenteraient un état antérieur de la cellule; leur faculté de reproduction ne serait pas nécessairement très grande. »

La réponse à la question de Benedikt est faite, avant que celui-ci l'eût posée. A la suite de la première édition, le professeur *Benedikt* m'a écrit qu'en effet, il avait mal connu et méconnu Béchamp, mais que depuis la découverte du bacille de Koch, il en était venu à des idées microzymiennes. Il se propose de reprendre certains des travaux de Béchamp, au laboratoire du professeur Lüdwig, à Vienne, et de faire une conférence à ce sujet.

En résumé, au point de vue médical, la théorie

microzymienne explique tous les faits envisagés par la théorie microbienne, de plus elle fait concevoir ceux que la bactériologie n'explique qu'à coups d'hypothèses surajoutées, dont le nombre est considérable depuis ses débuts. Je ne puis développer ici ce long sujet; je renvoie à mon livre *le Transformisme Médical*.

3° Une troisième hypothèse, mais qui a peu de partisans, peut aussi se soutenir, c'est celle d'une symbiose entre l'être vivant et le microbe. En histoire naturelle on admet bien la symbiose des corps chlorophylliens chez les Radiolaires, celle des algues et des champignons dans les lichens, etc. Je ne m'y arrêterai pas.

Je termine en disant que la théorie de Béchamp est la seule qui donne une parfaite connaissance des faits, et qui ait de l'ampleur philosophique; elle n'astreint pas l'être à se trouver à la merci d'un autre créé essentiellement morbide pour lui, et dans ce seul but. Le vrai parasitisme, qui est restreint, n'a pas cette allure; le parasite préfère certain milieu, mais il peut vivre dans d'autres. Si la tique du chien de chasse, qui prend des proportions si énormes sur cet animal n'attendait, sur les feuilles de la forêt, que le passage de notre comparse pour pouvoir vivre, il y a longtemps que l'espèce n'existerait plus. Or le microbe pathogène n'existe pas dans la nature en dehors du malade, et il résiste peu longtemps dans ses déchets, et issu de lui. Je vais faire une comparaison finale, qui fera bien connaître ma pensée, et qui donnera une idée exacte de la question. La théorie parasitaire est *dualiste;* c'est, en Médecine, la contre-partie du Darwinisme en histoire naturelle; elle livre la destinée humaine et animale, la destruction et la dispersion des êtres aux hasards d'une rencontre. La théorie microzymienne est *uniciste,* elle répond au Lamarckisme; la cause de la création, d'organisation, de destruction, n'est qu'une évolution continue, modifiée par la question des milieux. Aussi, en médecine, comme en histoire naturelle, on ne peut être exclusivement Darwiniste (struggler for life) ou disciple de Lamarck. La lutte pour la vie, la sélection des espèces, ne sont pas des lois naturelles, ce sont des lois sociales (résultant de la formation des sociétés des espèces vivantes); le Lamarckisme, dans son expression de l'influence des milieux, est une loi naturelle et peu sociale. L'important est de vivre naturellement, ensuite de s'associer, le Lamarckisme prime le Darwinisme; mais chacun d'eux a sa part de vrai. En Médecine le parasitisme est restreint.

Puisse cette longue étude donner l'idée aux chercheurs de s'inspirer un peu, ou tout au moins de connaître, de l'œuvre de Béchamp.

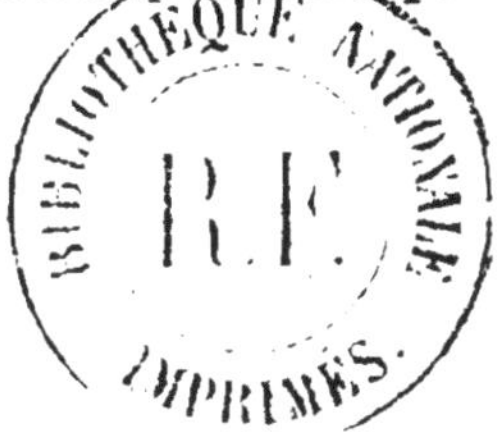